$$\frac{T\,2/95}{N\,t}$$

# LETTRES

## AU MINISTRE DE L'INTÉRIEUR,

### SUR LE CHOLÉRA-MORBUS;

## A L'ACADÉMIE DES SCIENCES

### ET

## A L'ACADÉMIE ROYALE DE MÉDECINE,

SUR LES SAISONS LES PLUS FAVORABLES POUR PRATIQUER LES
OPÉRATIONS CHIRURGICALES, ET L'ART DE PRÉVENIR OU
COMBATTRE LES ACCIDENS QUI LEUR SUCCÈDENT;

## AU BARON DUPUYTREN,

### SUR L'HYDROPISIE DE POITRINE;

## AU BARON LARREY,

### Chirurgien des Invalides.

## Par D.-J. Faure,

Docteur en médecine de la Faculté de Montpellier, ancien Chirurgien
interne des hôpitaux de Paris, ex-Médecin en chef de l'hôpital
militaire de Klosterberg à Magdebourg, et de celui créé en 1809 à
Limoges pour le traitement du typhus, communiqué par les prisonniers Espagnols; ancien Médecin Oculiste de Madame Duchesse de
Berri; Membre de plusieurs Sociétés savantes.

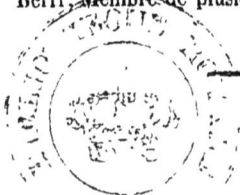

———◆———

## Paris.

CHEZ
{
DELAUNAY, Libraire, au Palais-Royal.
GABON, Libraire, rue de l'Ecole-de-Médecine, où
se trouvent les *Mémoires* de M. Faure sur l'*Iris, les
Pupilles artificielles*, etc.
L'AUTEUR, rue de Provence, n°. 61.
}

1835.

N. B. L'Auteur, ancien médecin oculiste de Madame la Duchesse de Berri, prie le public et ses confrères, de ne pas le confondre avec un presque homonyme, qui se fait continuellement annoncer dans les journaux, et spécule sur la similitude de nom et l'erreur des malades, qui croient s'adresser à l'auteur lui-même.

Le docteur Faure a l'honneur de prévenir MM. les étudians en médecine qu'il fera, après les vacances, un cours sur les maladies des yeux. Il s'occupera en outre de fixer l'attention des élèves sur les malades des hôpitaux de la capitale atteints d'affections rares ou graves, et qui, dans ce genre de spécialité, auront déjà subi ou devront subir des traitemens internes ou des opérations.

M. Faure est assuré de trouver dans la bienveillance et le savoir éminent de MM. Blandin, Jaubert, Lisfranc, Roux, Velpeau, etc., tout ce qui pourra l'éclairer lui-même, et assurer l'avantage de ce nouveau genre d'enseignement, que pourront compléter des conférences qui auront lieu chez lui tous les jeudis.

*P. S.* Je prends la liberté de signaler à MM. les administrateurs des hôpitaux un abus nuisible aux malheureux et même aux médecins des provinces, qui ont de justes droits à des honoraires de ceux qui peuvent reconnaître leurs laborieux travaux et leurs immenses sacrifices.

Un grand nombre de malades aisés, *et même riches,* viennent à Paris et trouvent le moyen, *sans certificats d'indigence,* de se faire recevoir dans les hôpitaux, et de s'y faire traiter gratuitement. Ils mangent ainsi le pain du pauvre, qui très souvent éprouve les plus grandes difficultés pour être admis dans les mêmes lieux.

Il ne s'agit, je le sais, que de signaler le fait à des hommes humains et honorables, pour mettre enfin un terme à un abus qui tourne surtout au préjudice des infortunés.

# LETTRES.

---

## §. I.

### A MONSIEUR LE MINISTRE DE L'INTÉRIEUR.

Paris, 24 Juillet 1835.

MONSIEUR LE MINISTRE,

Le choléra dévaste Toulon et Marseille, et menace d'envahir d'autres villes. Les médecins les plus généreux succombent en voulant le combattre ; d'autres médecins fuient le danger, ce qu'ils n'auraient jamais fait, si des législateurs déloyaux et des juges iniques n'avaient pas cherché à ravaler notre noble profession, et affaiblir l'amour de nos devoirs, soit par l'impôt honteux de la patente, soit par une responsabilité aussi injuste qu'immorale et cruelle.

Je viens dans ce moment si malheureux pour nos concitoyens du Midi, rappeler d'anciens services, et offrir à tant de maux de faibles secours sans doute, mais du moins un dévouement que les années et les injustices n'ont pu affaiblir.

Un plan de traitement vaste et varié ( et cependant régulier ), tel qu'il n'a pas encore été conçu, doit être mis en vigueur avec intelligence et sang-froid contre le choléra. Il ne faut pas qu'il ait pour but seulement de traiter les malades; mais encore de découvrir, en procédant sans danger pour les infortunés qui en sont frappés, un spécifique capable sinon de neutraliser le venin dans l'air, du moins d'empêcher les corps de s'en imprégner; ou bien qui puisse détruire ou atténuer les effets pernicieux du poison, lorsqu'il a porté ses fatales atteintes sur l'appareil nerveux et détérioré, ou presque anéanti, le fluide subtil qui en émane.

Si le gouvernement veut me charger d'organiser un service de santé, composé de trente médecins ou jeunes gens de trois ou quatre années d'études, en me donnant le droit de récompenser leur généreux dévouement par des médailles et des exemptions du prix de leur réception au grade de docteur ou d'officier de santé; et qu'en outre il me soit permis de désigner à des distinctions plus élevées les trois ou quatre d'entre eux qui auront rendu les plus éminens services; si enfin le gouvernement, m'élevant au-dessus de toute responsabilité,

s'engage à me seconder de toute sa bienveillance
et de son pouvoir, je vais partir pour Toulon,
après avoir communiqué mon plan et mes vues
à MM. Desgenettes, Double, Serres, Pariset,
Broussais, Chervin et Petit, de l'Hôtel-Dieu.

Si j'ai le bonheur de rendre de loyaux et utiles
services à nos malheureux concitoyens ; eh bien !
que le gouvernement promette et s'engage de
relever les docteurs en médecine et en chirurgie
de l'avilissement de la patente, et de cette injuste et immorale responsabilité dont j'ai parlé,
que d'anciens avocats, juges aujourd'hui, ont
l'impudence, en se libérant eux-mêmes de leurs
propres erreurs, de faire peser sur des hommes toujours prêts à affronter la mort dans
les grandes calamités pour en préserver les
autres (a).

Afin que M. le Ministre puisse savoir ce qu'il
peut espérer de moi, et qu'il ne soit pas trop
*effrayé* de mon titre de *Médecin oculiste de
Madame la Duchesse de Berri*, je le prie de
vouloir bien se faire représenter le *Supplément*
à la Statistique de la Haute-Vienne, qui se
trouve dans ses bureaux, et d'y lire l'article qui
me concerne, relativement à la maladie contagieuse qui, à la fin de 1808 et au commencement de 1809, ravageait le midi de la France ;
je le prie, en outre, de vouloir bien lire le Bul-

letin de la Faculté de médecine de Paris, an 1810, no. 3, pag. 43; et enfin de faire mettre sous ses yeux les rapports qui, à la fin de 1811 et 1812, durent être adressés en ma faveur à M. le Ministre directeur de la guerre, pendant que j'étais médecin en chef de l'hôpital militaire de Klosterberg à Magdebourg.

Je ferai remarquer qu'on doit s'attendre à voir bientôt se développer le typhus dans les lieux où les malheureux habitans des villes se sont retirés en foule, si l'on néglige les précautions nécessaires pour l'empêcher. On sait combien le traitement que j'imaginai à la fin de 1808, pour combattre cette maladie, a d'avantages sur tous ceux qui étaient connus auparavant.

Espérant que ma proposition, acceptée ou non, ne sera point confondue avec les offres vulgaires,

Je suis avec une haute considération, M. le Ministre,

Votre très humble et très obéissant serviteur,

N.-J. FAURE, *D. M. M. op^t.*,

Rue de Provence, n° 61.

# NOTES DU §. 1er.

(a) Les cours de justice jugeront désormais entre nous et un malade, non seulement de nos intentions, qu'il est juste de laisser soumises à leurs investigations, mais encore de l'importance des anomalies dans la distribution des vaisseaux, du plus ou moins de difficultés que nous aurons eu à vaincre; du mouvement involontaire d'un malade qui se sera fait blesser dangereusement : chances malheureuses que sait devoir encourir seul celui qui réclame nos soins, et à qui quelquefois nous sommes CONTRAINTS de les donner.

Mais si quelque réflexion et quelques sentimens d'équité pouvaient éveiller la conscience de juges, dans des affaires telles que celle de M. Thouret-Nauroy, ne comprendraient-ils pas qu'un malheur qui peut arriver à un médecin, par manque ou non d'habileté, le perd de réputation et le plonge quelquefois pour toujours dans la misère, tandis que le simple particulier qui causerait le même malheur, en serait quitte pour une amende d'autant plus faible que le sacrifice devrait influer davantage sur sa propre situation !....

Encore, si malgré toutes ces monstruosités commises envers des hommes toujours exposés aux fatigues et aux dangers les plus graves et même les plus affreux, les autres lois sur la médecine étaient observées !..... Mais, sans parler des empiriques qui, sans titres, parcourent les campagnes et exploitent les habitans, bien protégés par un grand nombre de maires qui disent, dans leur insouciance pour la loi, *qu'il faut bien que tout le monde vive*, je puis citer des individus placés comme chirurgiens à la tête d'un hôpital ou des prisons, dans le chef-lieu même d'un département, qui n'ont d'autres titres pour occuper ces places *salariées*, que des *certificats de capacité* donnés par des préfets *prévaricateurs*, et tout cela au préjudice de docteurs recommandables et de chirurgiens-majors de l'armée à qui la loi garantissait ces places et qui ont en vain réclamé auprès des préfets, des procureurs du roi et des ministres qui se sont succédé.

Que les généreuses incrédulités ne mettent point en doute ce que j'avance. MM. les ministres d'aujourd'hui même ne me démentiront pas.

N'en doutons point, d'anciens avocats, aujourd'hui magistrats, n'ont d'autre but, en général, par leur déloyale insouciance et tant d'avanies envers les docteurs en médecine et en chirurgie, que de développer de plus en plus le charlatanisme, et nous avilir après avoir exigé de nous, par des lois non protectrices, notre fortune pour des études longues et pénibles et pour un monopole odieux d'enseignement.

N'est-il pas désolant de voir les Facultés de médecine et la Société royale de médecine elle-même où se trouvent cependant tant d'hommes honorables et généreux, rester indifférentes à toutes ces illégalités?... indifférentes à tous ces affronts!... Cela ne peut être, j'aime à le croire, parce qu'en général les *Docteurs* qui composent ces sociétés sont exempts de payer la patente (1)?

(1) Dans la séance de l'Académie des sciences du 19 octobre 1818, je lus ces lignes que j'extrais de mon Mémoire sur l'*Iris et les Pupilles artificielles*, pag. 6 : « Le gouvernement de mon pays ne rejettera pas » un projet qui s'accorde si bien avec sa bienfaisance et sa loyauté » naturelles: *loyauté qui ne tardera pas, j'espère, à nous délivrer* » *de l'avilissement de la patente.* »

# DERNIÈRES VOLONTÉS D'UNE FEMME MAGNANIME.

« Une princesse polonaise a donné à Paris une preuve
» admirable de ce que peut, sur une âme forte et éle-
» vée, l'héroïsme de la générosité. Obligée de se faire
» saigner, elle envoya chercher un chirurgien très connu
» et très expérimenté, qui, malgré son habileté, eut le
» malheur de lui couper l'artère. La gangrène ne tarda
» pas à infecter la plaie, et elle gagna si rapidement le
» bras, qu'il fallut en venir à l'amputation. Cette cruelle
» opération précipita les jours de l'infortunée princesse.
» Avant sa mort, elle fit insérer dans son testament ce
» qui suit :

» *Persuadée du tort que mon accident fera au mal-*
» *heureux chirurgien qui est la cause de ma mort, je lui*
» *lègue sur mes biens la somme de deux cents ducats de*
» *rente viagère, et lui pardonne de tout mon cœur sa*
» *méprise. Je souhaite ardemment qu'il soit indemnisé*
» *par là du discrédit que pourra lui causer ma fatale*
» *catastrophe.* »

On m'a dit avec quel désintéressement et quel talent
Me. Crémieux défendit M. Thouret-Nauroy devant la
Cour de cassation. Je prie cet estimable et célèbre avocat
de ne point dédaigner la part de ma profonde gratitude
pour ce qu'il a fait pour un de mes confrères si injustement puni, et pour qui j'avais aussi composé une dé-
fense qui ne fut point imprimée.

# RÉPONSE DU MINISTRE

## MINISTÈRE DU COMMERCE.

BUREAU SANITAIRE. — CHOLÉRA.

Paris, le 1ᵉʳ. Août 1835.

Monsieur le Ministre de l'Intérieur m'a renvoyé, comme concernant mes attributions, la lettre que vous lui avez adressée pour lui offrir vos services contre le choléra.

J'apprécie, Monsieur, les motifs qui paraissent avoir dicté votre proposition ; mais quelque confiance qui vous soit due pour prix de vos travaux, je ne saurais admettre sur votre seule assertion, l'efficacité des moyens que vous proposez d'employer contre le choléra. Je ne saurais donc vous appeler à diriger l'emploi de ces moyens, et encore moins accepter les conditions que vous paraissez mettre à l'offre de vos services.

Agréez, Monsieur, l'assurance de ma parfaite considération,

*Le Ministre du Commerce,*

*Signé* DUCHATEL.

A M. le Docteur Faure, rue de Provence, n°. 64.

# LETTRE

## DE M. LE MAIRE DE LA VILLE DE LIMOGES,

### RELATIVE AU CHOLÉRA.

Limoges, le 16 avril 1832.

MONSIEUR LE DOCTEUR,

Les services que vous avez rendus à la ville que j'ai l'honneur d'administrer, lors du cruel fléau qui la désola dans l'hiver de 1808-1809, ont laissé des souvenirs que vos offres philantropiques ne peuvent que rendre plus chers et plus précieux.

Je me suis empressé de faire connaître à M. le Préfet votre détermination de nous consacrer, en cas d'attaque de la terrible maladie qui frappe en ce moment la France, le tribut de vos lumières et de votre dévouement.

Je suis heureux que la magistrature dont je suis revêtu m'ait donné l'occasion de recueillir l'expression de vos sentimens pour mes compatriotes; soyez assuré de notre reconnaissance, et veuillez agréer le vif hommage d'une considération basée sur une profonde estime.

*Le Maire de Limoges,*

*Signé* F. ALLUAUD AINÉ.

A M. Faure, Docteur en médecine et Oculiste, poste restante à Périgueux.

*Le Préfet de la Haute-Vienne, à M. le Conseiller-*
*d'Etat, comte de l'Empire, chargé du premier*
*arrondissement de la police générale* (1).

Limoges, le 16 septembre 1809.

Monsieur le Conseiller d'État,

Le sieur N.-J. Faure, docteur en médecine, qui fait le principal objet de votre lettre du 31 août dernier, demeure à Limoges, et y est en surveillance depuis le 15 février dernier, d'après l'autorisation de M. le Préfet de la Dordogne. Les motifs qui l'y ont conduit, attestent le désir le plus louable et le plus ardent d'étendre ses connaissances médicales.

La maladie *espagnole*, qui a fait tant de ravages sur toute la ligne parcourue par les prisonniers de cette nation, avait cessé à Périgueux, où il avait eu le talent et le bonheur de sauver presque tous ses malades; aussitôt, n'écoutant que son zèle, il sollicite de son Préfet l'autorisation de se rendre à Limoges, où cette maladie était dans toute sa force, et vole où l'appellent son dévouement philantropique et l'amour de son art.

Les témoignages flatteurs dont il était muni me déterminèrent à l'accueillir avec bienveillance. J'ai eu tout lieu de m'en applaudir : les succès qui avaient récompensé son activité et son talent à Périgueux, l'attendaient également ici, et bientôt il s'est acquis une réputation distinguée, réputation justifiée par les éloges qu'il vient de recevoir de la Faculté de Montpellier, sur un Mémoire

---

(1) J'étais alors en surveillance, pour avoir manifesté mon opinion contre Bonaparte, lorsqu'il se fit empereur et détruisit nos libertés.

rédigé pour indiquer la nature, les causes et le traitement de l'*espagnolette*.

Depuis cette époque il n'a pas quitté Limoges, où une conduite sans reproches, un zèle infatigable à visiter et soulager les malades de toutes les classes, et des cures innombrables et difficiles, lui concilient de plus en plus l'estime et la confiance.

Je crois que son intention est de se fixer en cette ville. Je vous avoue que je désire le conserver ici. La plupart de nos médecins sont très âgés, et le jeune Faure, à l'activité de son âge, joint l'instruction et la sagesse de l'âge mûr.

Je ne désire pas moins que les liens de sa surveillance soient brisés ; je puis attester qu'il en est digne. Sa faute, très grave, il est vrai, a été l'effet de l'inflammation d'une tête jeune et ardente, que quelques conseils perfides avaient échauffée, mais que la sagesse et la raison n'ont cessé de diriger depuis cette malheureuse époque. Les services qu'il a rendus et ne cesse de rendre à l'humanité souffrante, sa conduite régulière, et une expiation de six ans, semblent réclamer cette faveur. Je pense même que ses progrès dans l'art médical y sont intéressés. Affranchi d'une chaîne qui pèse sur son âme noble et sensible, son talent prendrait un nouvel élan, lorsqu'il aurait recouvré toute la plénitude des droits politiques. Je soumets ces réflexions à votre bienveillance et à votre sagacité. L'intérêt et la justice me les ont dictées.

J'ai l'honneur de vous renouveler l'assurance de ma respectueuse considération.

*Signé*, TEXIER-OLIVIER.

## Certificat.

Le Préfet du département de la Haute-Vienne, membre de la Légion-d'Honneur, certifie que M. Faure fils, docteur en médecine, venu à Limoges par autorisation du Préfet de la Dordogne, à la première nouvelle de la maladie contagieuse qui y régnait, n'a cessé de développer, dans le cours de cette maladie, le plus grand zèle comme le plus grand courage pour la combattre; que son activité, ses soins, ses succès, m'ont engagé à le placer à la tête de l'hôpital que j'ai créé pour les prisonniers espagnols atteints de cette maladie, et qu'il a pleinement justifié la confiance que j'ai placée en lui.

Limoges, le 15 avril 1809.

*Signé*, Texier-Olivier.

---

*Extrait du supplément à la Statistique de la Haute-Vienne, déposé au ministère de l'intérieur.*

M. le Préfet, après avoir parlé de la fièvre contagieuse, continue :

« Nous n'abandonnerons pas cette matière sans faire mention du zèle courageux et éclairé de M. Faure, jeune médecin de Périgueux. Dès que la fièvre contagieuse dont nous parlons se fut déclarée dans cette ville, M. Faure rechercha le siége de cette affection, en assigna les véritables causes et en éclaira la méthode curative. Il prouva par de nombreuses ouvertures de cadavres, que le système qu'il suivait était le seul admissible: ce qui prouva surtout l'excellence de ce système, ce fut le grand succès dont il fut constamment couronné.

» On n'a su dans le temps ce qu'on devait le plus ad-

mirer, ou de la pénétration d'esprit, ou de l'active prudence, ou du courage extraordinaire de ce jeune médecin. Les départemens de la Dordogne et de la Haute-
Vienne lui doivent un double tribut d'éloges et de reconnaissance ; et nous nous faisons personnellement un plaisir de lui donner ici un éclatant témoignage de notre
estime pour sa personne et pour son talent. »

Nous, maire de la ville de Limoges, chevalier de
l'Ordre royal et militaire de Saint-Louis, certifions à qui
il appartiendra qu'il est à notre connaissance particulière
qu'au commencement de l'année 1809 une maladie
contagieuse régnait à Limoges. Elle y avait été portée
par de nombreuses colonnes de prisonniers de guerre
espagnols qui, renfermés dans des espaces trop resser-
rés, produisirent un air infect. M. Faure, docteur en
médecine, fut nommé par l'autorité locale médecin de
ces dépôts de prisonniers, où la mort exerçait ses ravages. Il accepta cette commission périlleuse avec courage,
s'en acquitta avec zèle et désintéressement, et obtint
tout le succès que ses talens avaient fait espérer. En foi
de quoi, le présent certificat a été délivré pour servir et
valoir ce que de raison.

A Limoges, en l'Hôtel-de-Ville, le 18 septembre 1816.

Athanase DE LA BASTIDE.

## Certificats.

Je soussigné, membre de la Chambre des Députés et
Maire de la ville de Périgueux, certifie que la famille de
M. N.-J. Faure jouit dans cette ville de la considération
qu'attirent la bonne conduite et les services rendus ; que
M. Faure père en a rendu un grand nombre dans les cir-

constances fâcheuses de notre révolution ; que M. N.-J.
Faure fils, quoique bien jeune à cette époque, secondait
son père autant qu'il était en lui, et qu'enfin ces deux
messieurs ne cessent, dans la profession qu'ils exercent,
de rendre tous ceux qui dépendent d'eux avec un zèle et
un désintéressement qui doivent les rendre recommandables aux yeux de S. Exc. le ministre de l'intérieur.

Périgueux, le 4 septembre 1816.

Le marquis D'ABZAC.

Le soussigné, ancien procureur général et chevalier de
l'Ordre royal de la Légion-d'Honneur, atteste, ainsi
que M. le maire de Périgueux, les faits rappelés par ce
magistrat concernant MM. Faure père et fils, et ajoute que
pendant le cours de la maladie espagnole qui affligea ce
département en 1809, M. Faure fils manifesta, au péril
même de sa vie, un zèle et un dévouement qui sauvèrent
un grand nombre de personnes atteintes de cette conta-
gion, et qu'il rendit dans cette occasion particulière les
plus signalés services à son pays et à l'humanité.

Périgueux, le 14 septembre 1816.

Le chevalier LANXADE.

Vu pour légalisation des signatures apposées au présent
certificat, et pour attester la vérité de tous les faits qui y
sont énoncés, et qui sont à ma connaissance.

A l'hôtel de la mairie de Périgueux, le 15
septembre 1816.

DE LAUBRESSET, *Adjoint du Maire.*

*Extrait du rapport fait à la Société de l'École
de Médecine de Paris, par les médecins envoyés
par le gouvernement dans plusieurs départemens
du midi, MM. Geofroy et Nysten.*

(Bulletin de la Faculté de Médecine, an 1810, n° 3, p. 43.)

« . , , . . , . . , . , . . . . , . Mal-
» gré les dangers que ce travail pouvait comporter, il
» fit (M. Faure) quinze ouvertures de cadavres de per-
» sonnes qui avaient succombé à cette maladie, et toutes
» lui présentèrent, etc.

» D'après cette inspection, M. Faure pensa que cette
» présence du sang vers les méninges, et la tendance à la
» phlegmasie de ces mêmes membranes, étaient une mo-
» dification de la fièvre des prisons, et qu'ainsi celle des
» prisonniers espagnols ne devait pas être traitée selon la
» méthode ordinaire (1), où on emploie les toniques, et
» surtout le kina : il conseilla au contraire d'appliquer les
» sangsues aux tempes, etc.

» Par l'usage de ce nouveau traitement, la mortalité
» diminua beaucoup, et les nombreux succès qui le sui-
» virent, engagèrent M. le préfet à confier à M. Faure le
» soin de l'hôpital où furent traités les prisonniers espa-
» gnols. »

---

(1) MM. les rapporteurs me comprirent mal, ce n'était pas là ma
raison.

Le typhus et ce qu'on nomme la fièvre thyphoïde, sont deux maladies si différentes, et qui exigent des traitemens si opposés, que je
suis bien surpris de voir tant d'indécision chez nos grands maîtres,
lorsqu'ils sont appelés à les traiter.

*Copie de ma lettre à S. Exc. l'Ambassadeur d'Espagne, en date du 15 octobre 1819.*

( C'est à peu près la répétition de celle que j'avais écrite au ministre de l'intérieur M. Decazes, un mois avant le départ de MM. Pariset et Mazet pour l'Espagne. )

EXCELLENCE,

M. le comte de Rastignac a daigné vous parler quel-quefois d'un médecin qui eut le bonheur de rendre, en 1809, des services signalés aux prisonniers espagnols at-teints de fièvre contagieuse.

Permettez, qu'aujourd'hui, où vos compatriotes sont exposés aux mêmes dangers dans leur patrie, j'offre d'aller joindre les fruits de mon expérience à celle des sa-vans docteurs de Cadix. Heureux encore, si, avant de terminer ma carrière, je rends des services importans à des étrangers malheureux, et si je concours à préserver ma patrie du fléau qui les détruit.

En demandant à Votre Excellence le secret de mon offre, pour ne pas affliger ma famille, j'attends vos ordres.

J'ai l'honneur, etc.

N.-J. FAURE.

*Réponse de l'Ambassadeur d'Espagne à M. Faure.*

Paris, le 18 octobre 1819.

J'ai reçu, Monsieur, la lettre que vous m'avez adressée le 16 courant, pour me témoigner vos désirs de passer en Espagne, joindre votre expérience à celle des docteurs espagnols, pour le traitement de la fièvre jaune qui s'est manifestée à Cadix. Votre dévouement, Monsieur, est trop louable, pour que je cherche à vous distraire de ce but; mais je me trouve malheureusement dans l'impossibilité de vous seconder, faute d'autorisation de mon gouvernement. Je pense que, si vous voulez vous donner la peine de lui exposer vos vues, elles seront bien accueillies.

Agréez, Monsieur, l'assurance de ma considération la plus distinguée.

*Signé* : E.-T. Du Gᵉ DE FERNAN-NUNEZ.

## Certificat des premières autorités de Magdebourg.

Je soussigné, commissaire des guerres de la place de Magdebourg, certifie que M. Faure (N.-Jean), docteur en médecine de la faculté de Montpellier, a exercé les fonctions de premier médecin à l'hôpital de Klotesberg, en cette place, depuis le 1ᵉʳ novembre 1811 jusqu'à la présente époque; qu'il a donné dans cet établissement des preuves multipliées d'un zèle peu commun; que les succès constans qu'il a obtenus m'ont souvent mis à même de faire aux autorités supérieures les rapports les plus satisfaisans sur lui; qu'il s'est acquis, durant son activité, l'attachement de ses malades, ainsi que l'estime de tous ceux qui ont su apprécier sa conduite franche, loyale et désintéressée; qu'enfin, par la détermination qu'il vient de prendre, de quitter le service des hôpitaux militaires, il fait regretter un officier de santé difficile à remplacer.

Magdebourg, le 18 avril 1812.

*Signé*, TOUCHARD.

2..

Je partage sincèrement les sentimens de M. le commissaire Touchard à l'égard de M. Faure, et je regrette infiniment son éloignement de l'hôpital militaire, où sous tous les rapports il s'est montré de la manière la plus avantageuse.

*Le Commissaire des guerres du département de l'Elbe,*
*Signé,* KLEVITZ.

Vu par nous comte, de Schulenburg Emden, préfet du département de l'Elbe, chevalier de l'ordre de la Couronne de Westphalie, pour légalisation de la signature de M. le commissaire des guerres Klevitz, en y ajoutant qu'il ne m'a été porté aucune plainte contre M. le médecin Faure, et que je regrette infiniment qu'il n'ait pu continuer son service, qu'il a toujours fait avec exactitude et loyauté.

*Signé,* Comte DE SCHULENBURG.

Je ne puis rien ajouter aux témoignages donnés ci-dessus à M. le médecin Faure; ils sont justement mérités, et ils ont fait l'objet de plusieurs de mes lettres écrites à S. Exc. le ministre-directeur en faveur de ce médecin, et je regrette particulièrement qu'il n'ait pu continuer ses fonctions à l'hôpital qui lui était confié.

*Le Commissaire-Ordonnateur,*
*Signé,* LEBORGNE-DE-BOIGNE.

Le général de division, gouverneur de Magdebourg, soussigné, atteste qu'il ne lui a été fait que des rapports avantageux sur les soins que M. le médecin Faure a pris de ses malades à l'hôpital militaire de cette place, et qu'il est parvenu à sa connaissance que les malades qui lui étaient confiés ont témoigné du regret de lui voir cesser ses fonctions.

Signé, MICHAUD.

----

## Lettres de l'ancien Médecin en chef de l'armée de Vienne.

Hambourg, le 16 janvier 1811.

J'ai reçu, Monsieur, votre lettre du 10 janvier. Les détails qu'elle contient sont très intéressans; ils annoncent que vous avez mis à profit, de bonne heure, les leçons de vos maîtres, et les instructions écrites des praticiens les plus recommandables; je vois surtout avec plaisir que vous ne vous êtes attaché à aucun système, et que la médecine d'observation vous a spécialement occupé.

Votre procédé curatif de la fièvre d'hôpital me paraît bien fondé. Il est très difficile, dans les maladies d'un caractère aussi grave, de marcher d'un pas ferme au milieu des écueils que présentent des contre-indications très pressantes, je veux dire une forte irritation unie à une grande prostration des forces. Il faut, dans ce cas, faire la guerre à l'œil, avoir toujours présente l'indication vitale, et ménager en même temps sa thérapeutique, de manière à concilier, pour ainsi dire, les contraires. Les livres ne donnent point cette instruction; c'est le lit du malade, c'est une expérience éclairée par une théorie sage, c'est le génie médical qui fournit les ressources de l'art au moment où elles sont nécessaires, et vous avez tout ce qu'il faut pour atteindre ce but si utile à l'humanité, etc.

Signé, GILBERT.

Du 15 décembre,

J'ai reçu, Monsieur, votre lettre du 10 décembre. Je
vous remercie des intéressans détails qu'elle contient.
Vos autopsies cadavériques m'ont paru dirigées par la
prudence et le vrai savoir. Je suis assuré que vos observations ultérieures seront toujours utiles.

GILBERT,

Du 20 janvier.

J'ai reçu, Monsieur, votre lettre et votre rapport du 4
janvier, qui m'ont beaucoup satisfait. Je suis persuadé
que, si votre zèle ne se ralentit pas, vous ne pourrez que
vous faire honneur quelque part que vous exerciez la profession de médecin, etc.

GILBERT,

Le 15 février.

J'ai reçu, Monsieur, votre lettre du 5 février, en forme
de rapport, et je suis, par continuation, satisfait de votre
zèle et de vos travaux, que je vous engage à continuer. Ne
craignez pas de me fatiguer par des développemens plus
ou moins étendus. Tout ce qui peut tendre au perfection-
nement de l'art ou à celui de l'expérience d'un jeune médecin m'intéressera toujours.

Votre observation sur une hernie gastrique m'a inté-
ressé.

Je suis également satisfait de votre topographie médi-
cale sommaire de l'hôpital de Klosterberg.

GILBERT,

Toutes ces lettres sont écrites en entier de la main de M. Gilbert,
de cet homme docte et excellent, qui ne cessa de me donner jusqu'à
son dernier soupir les témoignages les plus authentiques de sa confiance et de son estime, sentimens si honorables pour moi, et que sa
famille a daigné me conserver.

Montpellier, le 2 septembre 1809.

*Le Doyen de la Faculté de Médecine, à M. Faure.*

. . . Le mémoire joint à votre lettre m'a inspiré le plus vif intérêt; vos réflexions sur la fièvre communiquée par les prisonniers espagnols, sont celles d'un praticien sage, instruit et judicieux. Vous avez su heureusement appliquer les connaissances déduites de l'inspection des cadavres, à la recherche des funestes effets de cette maladie. Il ne manque presque rien au tableau que vous en faites, et le traitement que vous lui avez opposé, s'accorde avec les principes de la plus saine doctrine.

Recevez, je vous pr'e, Monsieur, l'assurance de mon estime et de mon affection.

*Signé :* DUMAS, P. M.

# UNIVERSITÉ IMPÉRIALE,

## ACADÉMIE DE PARIS.

### FACULTÉ DE MÉDECINE.

Paris, le 27 septembre 1819.

*Le Doyen par intérim de la Faculté de Médecine, à M. Faure, docteur en médecine, correspondant de la Société de l'École de Médecine à Limoges, département de la Haute-Vienne.*

Monsieur et très cher Collègue,

Je m'empresse de vous adresser le diplôme ci-joint de correspondant que la société de médecine de l'École a arrêté, dans sa dernière séance, de vous offrir comme un témoignage de son estime pour vos talens et vos travaux. En vous le transmettant, je me félicite d'avoir à vous exprimer tout le prix qu'elle attache aux relations qui vont s'établir entre elle et vous, et qu'elle ne négligera aucune occasion de cultiver.

Agréez, Monsieur et cher confrère, l'assurance de la haute considération avec laquelle j'ai l'honneur de vous saluer.

Signé : J.-J. LEROUX.

---

## ACADÉMIE ROYALE DE MÉDECINE.

Paris, le 1<sup>er</sup> juin 1825.

*Le Secrétaire perpétuel de l'Académie royale de Médecine, à M. Faure.*

Monsieur et très honoré Confrère,

J'ai l'honneur de vous annoncer que, sur la présentation de la section de médecine, l'Académie vous a nommé, dans sa séance du 5 avril dernier, membre adjoint correspondant. Elle vous prie de lui communiquer le résultat de vos observations, et d'ajouter à sa gratitude en ajoutant à ses lumières.

Permettez-moi de me féliciter d'avoir à vous transmettre le témoignage de l'estime qu'elle fait de vos talens.

Je suis, avec la plus haute considération,

Monsieur et très honoré collègue,

Votre très humble et très obéissant serviteur.

Signé : E. PARISET.

# §. II.

## A MESSIEURS LES MEMBRES

## DE L'ACADÉMIE DES SCIENCES,

### ET A MESSIEURS LES MEMBRES

## DE L'ACADÉMIE ROYALE DE MÉDECINE.

LE TACT MÉDICAL fait plus qu'une longue pratique pour caractériser les maladies et les traiter ; mais le tact le plus délicat est lui-même susceptible de discipline, et la perfection en toutes choses est un produit plutôt de l'expérience raisonnée que d'une grande érudition. Cette faculté divine est d'autant plus près de la perfection que le médecin qui en est doué ne se croit jamais infaillible. Il faut donc que dans toutes les maladies qui paraissent les plus simples ou les plus compliquées la raison ne cesse d'opposer à l'idée de certitude tout ce qui pourrait tromper les présomptions et les calculs, et qu'en même temps la prudence offre au génie tout ce qui pourrait subitement remédier aux erreurs et aux fautes.

N.-J. FAURE.

MESSIEURS,

Ne pouvant vous soumettre aujourd'hui un mémoire qui a pour but de fixer l'attention des praticiens sur l'époque de l'année la plus favorable au succès des opérations chirurgicales et sur

l'art de prévenir ou de combattre les accidens qui
suivent ces opérations et causent tant de catastro-
phes, précisément dans les saisons qui ont paru
jusqu'ici les plus propres à les empêcher, je vous
prie de vouloir bien me permettre de prendre
date dès ce jour pour un travail que je destine
au concours Monthyon de 1836. Il est important
pour moi que MM. les chirurgiens qui sont à la
tête des hôpitaux puissent commencer dès à présent à vérifier si mon expérience ne m'a pas
trompé. Soutenant des idées entièrement opposées
à celles que des siècles ont consacrées, comme
je le fis jadis pour l'organisation de l'Iris et l'explication de ses mouvemens, il est du plus haut
intérêt que ces idées soient examinées avec autant
de soin que d'impartialité.

A peine avais-je soutenu ma thèse en 1806,
thèse dont l'objet était de fixer l'attention des
médecins sur les passions qui donnent lieu aux
maladies, sur les passions qui résultent des maladies ; enfin sur l'influence que ces mêmes passions peuvent avoir dans les traitemens, que je
crus remarquer une grande inconséquence dans
les préceptes donnés par les plus grands maîtres
qui conseillent de choisir de préférence le printemps et l'automne pour pratiquer les opérations
chirurgicales.

Mais n'est-ce pas précisément à ces époques

que le principe vital par une loi immuable de la nature est le plus en action, que tous les organes entrent facilement en turgescence, que toutes les parties qui vivent ou végètent attirent les sucs nourriciers et sont saturés de fluides impondérables, incompréhensibles dans leur action comme dans leur nature, fluides qui agissent à ces époques de l'année sur tous les corps de la nature avec une puissance à laquelle aucun être vivant ne saurait résister (1); mais qu'il peut ressentir plus ou moins en raison du tempérament, du sexe, de l'âge, etc., et ce qui commande des modifications dans les manières générales de traiter.

Au contraire, n'est-ce pas dans les plus fortes chaleurs de l'été ou dans le milieu de l'hiver que les êtres vivans rentrent ou restent dans un état d'engourdissement et de sommeil?... Et alors cet état n'est-il pas mille fois plus propre à prévenir ces mouvemens fébriles, ces inflammations graves, ces irritations nerveuses qui, trop souvent, à la suite des opérations même les mieux exécutées ne tardent pas à épuiser les propriétés de la vie, si le médecin n'est pas assez intelligent pour s'y opposer.

---

(1) Les grands bouleversemens de la nature qui arrivent aux équinoxes n'auraient-ils aucune influence sur les êtres vivans, surtout au moment où ils viennent de subir des opérations?

Il n'en faut point douter, Messieurs, le printemps
et l'automne disposent singulièrement aux mouvemens désordonnés de l'appareil nerveux, aux con-
jestions, aux inflammations, aux suppurations
abondantes des plaies, aux complications de tout
genre, surtout lorsque le chirurgien a négligé de
préparer convenablement les malades, et qu'il a
conservé l'habitude routinière des fréquens et
mauvais pansemens, au lieu de diminuer de suite
l'étendue des plaies et de mettre à couvert une
foule d'extrémités nerveuses tout en usant d'une
bonne position et d'appareils qui, au lieu de
retenir et refouler les matières sécrétées dans les
cellules absorbantes des tissus puissent favoriser
leur sortie. La raison et l'expérience prescri-
vent encore deux règles également importantes : 1°., de placer tout de suite le malade par la saignée ou par des alimens bien
choisis dans un degré de force convenable;
2°., de bien préciser le moment où il convient d'augmenter sagement cette force par l'aug-
mentation des alimens tout en prévenant l'absorption du pus.

Dans l'été de 1811, et dans le département
de l'Indre, je pus acquérir pour la première fois
la certitude des grands avantages qu'offre cette
saison pour le succès des opérations, lorsqu'il ne
règne aucune disposition épidémique. Cette sai-

son m'a même paru depuis encore plus favorable que celle de l'hiver, malgré que dans l'une et dans l'autre, j'aye cherché à modifier, quoique très légèrement, la température lorsque cette mesure m'a semblé indispensable (1).

Mais ce fut surtout au mois d'août de 1821, l'un des plus chauds que j'aie observés dans le département de la Dordogne, que je pus me convaincre combien il y a d'avantages pour les malades en opérant dans cette saison. En effet, je fis dans le courant de ce mois, à Périgueux ou dans les environs, l'amputation de plusieurs mamelles cancereuses (2), l'extirpation d'autres cancers à la face, l'amputation d'un doigt du pied devenu si gonflé et si douloureux, qu'au plus léger attouchement, le malade se trouvait

------

(1) Dans les climats où l'hiver sera moins variable que l'été, comme en Russie, par exemple, il y aura plus d'avantage à opérer dans l'hiver. Dans ceux au contraire où l'été offrira moins de variations atmosphériques que l'hiver, ainsi qu'on le remarque dans le Midi, l'été devra être préféré.

(2) La méthode que je pratique pour l'amputation des seins cancéreux a tant d'avantage qu'on a vu quelquefois des plaies ayant jusqu'à 29 *pouces de circonférence*, presque entièrement cicatrisées le cinquième jour.

Les cures de ce genre ayant été regardées d'abord

mal; enfin, j'opérai vingt-deux cataractes par
extraction, dépression ou kératonyxis, selon
leur nature; et si je ne craignais pas que des hommes dont, plus qu'un autre, je sais admirer les talens ne vissent en moi le désir de signaler leurs
nombreux insuccès pendant ce dernier printemps,
je vous ferais l'énumération de mes étonnantes
réussites, dont au reste le mérite m'appartient
bien moins qu'au choix de la saison, à l'habitude
de varier les procédés opératoires, et à l'art enfin
de prévenir les accidens ou de les combattre lorsqu'ils se sont déclarés (a).

---

dans quelques départemens comme fabuleuses, même
par des gens de l'art dont je désirais l'estime, je crus
devoir réclamer, dans une circonstance où j'opérais successivement deux malades, le certificat que voici :

« Nous, soussignés, Docteurs en médecine et Chirurgiens, certifions que sur l'invitation de M. le Docteur Faure,
médecin oculiste de S. A. R. Madame la Duchesse de
Berri, nous nous sommes transportés, le deux mars 1818,
dans la maison curiale de Vergt, département de la
Dordogne, pour assister à deux opérations qu'il devait
pratiquer sur deux femmes, dont l'une très âgée. Nous
déclarons que le sein droit de celle-ci, atteint d'une affection cancéreuse, qui avait déjà développé de profondes
racines, a été enlevé avec toute la prudence possible,
ainsi qu'une glande engorgée vers l'aisselle. Le sein gauche de l'autre malade a été détaché avec la même habi-

Je ferai remarquer que si les fortes chaleurs de
l'été et les froids de l'hiver secondent merveil-
leusement l'habileté des chirurgiens dans leurs
opérations, néanmoins ces deux saisons seraient
contraires au traitement de l'anévrisme par la
ligature. J'en explique longuement la raison dans
mon mémoire et j'ose espérer qu'à l'égard de
cette maladie, mes idées qui prouvent l'exception à la règle ne seront point dédaignées par les
grands maîtres (*b*).

Mais Messieurs, la mort qui survient peu d'heures ou peu de jours après une opération quelconque
de la chirurgie qui n'avait rien offert d'extraordi-

---

leté. Pendant toutes ces dissections indispensables, les
malades n'ont pas jeté un cri, et ont gardé le plus
imperturbable sang-froid.

« Nous déclarons, en outre, que nous étant transportés,
le sept mars suivant, pour assister au premier panse-
ment, nous nous sommes convaincus que les malades
n'avaient éprouvé aucun accident, et avaient conservé
toute leur gaîté. L'état des plaies, presque entièrement
cicatrisées, nous fait regarder la méthode mise en œuvre
par M. Faure, comme devant mériter la préférence sur
toutes les autres.

» En foi de quoi nous avons délivré le présent, à Vergt,
le 9 mars 1818.

» *Signé* DUTARD, TRASRIEUX, DUPARC,
FAURE, D. M., *Chevalier de la
Légion-d'Honneur.* ✱

nàire ni avant ni pendant son exécution, et sem-
blait marcher régulièrement vers la guérison, est
un de ces phénomènes qui doit exciter au plus
haut degré l'attention du médecin et du phi-
losophe.

C'est pour arriver à la connaissance de ces
causes mystérieuses que je traiterai dans mon
mémoire :

1°. De l'appréhension de la douleur et du danger avant l'opération.

2°. De l'impression profonde et réelle de la
douleur sur le cerveau lorsque surtout une ferme
volonté a fait de grands efforts pour la maîtriser
sans aucune distraction.

3°. De l'effet de ces deux causes réunies, mo-
rale et physique, qui disposent singulièrement
dans les hôpitaux surtout, à un état nostalgique
peu connu et inaperçu jusqu'ici.

4°. De la réaction sur l'encéphale des parties
divisées, enflammées ou seulement irritées, après
que les premières douleurs sont apaisées.

5°. De la rétention dans les organes musculaires du fluide nerveux plus ou moins modifié et
de sa réaction tétanique sur le cerveau avec disposition particulière et continue à une création
abondante de sang plastique.

6°. De l'évaporation continue d'un fluide nerveux qui, loin de donner au sang, comme le

précédent, de la plasticité, semble le priver au
contraire de ses propriétés vitales et régénératri-
ces, ce qui occasionne bientôt l'adynamie et la
mort.

7º. De l'absorption plus ou moins prompte de
la suppuration, absorption qui arrive surtout si
l'on panse d'après les routines reçues, et du transport à demeure de cette suppuration sur des organes plus ou moins importans à la vie, ce qui
forme ou provoque des foyers purulens.

8º. De l'absorption de cette même suppuration et de son transport sur des organes propres
à l'évacuer, mais qui quelquefois s'en trouvent
eux-mêmes péniblement irrités, ce qui les em-
pêche d'exercer régulièrement leurs fonctions,
et donne lieu à une réaction dangereuse vers le
cerveau ou à un épuisement lent et mortel, si l'art
et la nature ne viennent au secours des malades,
et surtout par une bonne hygiène.

9º. De la cessation subite de cette espèce de
courant nerveux sur une plaie, courant nerveux
qui semble présider aux sécrétions qui ont lieu
sur ces parties et qui peut subitement faire volte-
face à la moindre émotion de l'âme, et tuer tout-
à-coup ou en quelques heures.

10º. De la perte du sang en trop grande ou en
trop petite quantité.

11º. Enfin, de l'absorption de l'air par les

3

veines en grande ou en petite quantité; et à cette
occasion, je parlerai des belles expériences de
M. Amussat à qui je dois beaucoup de reconnaissance pour les soins qu'il a bien voulu mettre
à m'enseigner ses procédés pour la torsion des artères, pour la guérison des maladies des voies
urinaires, dont je fis également une étude particulière sous le professeur Boyer, ainsi qu'on
peut le voir dans ma thèse; et enfin pour le
broiement de la pierre qu'il pratique avec une
si admirable habileté.

## NOTES DU §. II.

« Si j'étais né dans les siècles de la chevalerie,
» je suis convaincu que j'aurais été un des plus
» zélés redresseurs de torts, un des protecteurs
» les plus ardens des opprimés, etc. (1)..... »

(*a*) J'ai trouvé beaucoup de bonne foi, et j'ajouterai de
bienveillance, dans MM. Blandin, Jaubert, Lisfranc,
Roux, Velpeau, etc., lorsqu'il s'est agi de connaître les suites
de leurs opérations; mais au contraire, lorsque j'ai voulu
examiner les malades de M. Sanson aîné, chargé de la
clinique oculaire à l'Hôtel-Dieu de Paris, et bien que, *le
chapeau très bas*, j'aie redoublé d'égards et de préve-

(1) Voy. *Réponse aux Mémoires de Madame Campestre*, par
N.-J. FAURE, page 85, Paris, 1828.

nances envers lui, je n'ai rencontré qu'obstacles, et impolitesse inouïe pour m'en empêcher.

Néanmoins j'ai pu m'assurer du résultat. Ce chirurgien qui, par l'imitation de quelques allures, voudrait persuader, je crois, qu'il a hérité du génie de son maître, est véritablement si malheureux dans sa pratique, que je ne suis plus aussi surpris qu'il ait redouté un œil exercé; mais je regrette infiniment, et pour lui et pour moi, qu'il n'ait pas compris l'honnêteté et l'indulgence d'un joyal confrère, qui connaît les difficultés de l'art et ses chances.

Qu'un chirurgien est coupable envers Dieu et l'humanité, lorsque, n'ayant qu'une adresse ordinaire pour couper une cuisse ou enlever une mamelle, il se hasarde à pratiquer des opérations aussi délicates que les cataractes et les pupilles artificielles surtout, et avant d'avoir prouvé son habileté sur des animaux vivans!... Quelle reproche ne mérite-t-il pas pour oser après avoir employé les procédés les plus défectueux, revenir à la charge, parce que les yeux n'ont pas été entièrement détruits dès la première tentative, et priver ainsi pour toujours de la lumière une foule d'êtres intéressans, faciles à guérir par une main plus habile et des procédés bien éprouvés et presque sûrs...

Au reste, le conseil des hôpitaux est plus répréhensible que M. Sanson; car un établissement de clinique pour les maladies des yeux aurait dû être mis au concours; ce conseil aurait au moins dû en charger quelqu'un qui eût fait preuve de quelque habileté dans ce genre. Néanmoins, lorsque je songe qu'on accorda autrefois à un empyrique anglais le privilége de traiter les malades de nos hôpitaux, au moyen d'un topique *merveilleux* qui, disait le fourbe, guérissait tous les cas de cécité, et qu'il me fut

3..

refusé, à moi docteur, qui avais fait mes preuves, de recueillir dans les mêmes hôpitaux des faits précieux, et d'y
opérer quelques malheureux par mes procédés, qui avaient
déjà rendu la vue à grand nombre d'aveugles déclarés
incurables, procédés d'ailleurs approuvés par les hommes
les plus célèbres de l'Académie des sciences, je sens que
nous devons des remercimens à MM. les membres du
conseil des hôpitaux de n'avoir pas fait à la France l'af-
front de confier à un ÉTRANGER la clinique oculaire de notre capitale.

Le nombre de pupilles artificielles qui se pratiquent à
l'Hôtel-Dieu est presque incroyable. M. Sanson en fait
quelquefois jusqu'à deux dans une matinée, et toujours,
m'a-t-on assuré, avec un malheur constant... Je pourrais
cependant citer un assez grand nombre de cas où le hasard
a suffi pour produire des ouvertures de ce genre. J'ai
connu, entre autres, un soldat chez qui *un boulet de ca-
non*, en effleurant l'œil, en avait produit une parfaite.

J'ajouterai ici qu'on ne devrait jamais pratiquer une
grande et difficile opération dans un hôpital, qu'après
une conférence spéciale et publique entre les chirurgiens et
médecins qui y sont employés; mais le chirurgien du malade
agirait ensuite comme il l'entendrait. Si un jour cette idée
est adoptée, les malades, les élèves, et les médecins mêmes
y gagneront, et l'art aura fait un pas de plus.

Tous ces faits de médecine opératoire intéressent l'humanité; mais ne peuvent être justement appréciés dans
tous leurs rapports que par des gens de l'art.

Ce qui me reste à dire trouvera de la sympathie dans
tous les cœurs honnêtes et sensibles, et se rattache à l'é-
poque la plus orageuse, la plus remarquable de ma vie
d'homme et de médecin, et au nom d'une de nos gloires

littéraires contemporaines. Parmi les femmes auteurs de notre âge qui se sont distinguées par le nombre, l'heureux choix et la perfection de leurs ouvrages, la postérité placera au premier rang M^{me}. de Genlis. Cette femme célèbre m'honora de la plus tendre, de la plus constante amitié : elle avait vu naître et se développer la plus étonnante des révolutions. Ses rapports d'affection et sa famille l'avaient placée au milieu des personnages célèbres ou fameux qui jouèrent les premiers, ou du moins les rôles les plus importans dans cette longue lutte de toutes les ambitions, de toutes les passions politiques et privées. Elle avait tout appris et n'avait rien oublié. Sa mémoire était prodigieuse, et elle savait apprécier les hommes et les choses à leur juste valeur. Elle conservait dans un âge avancé toute la verve, toute l'aménité du jeune âge. Heureuse dans la paisible retraite qu'elle s'était choisie, elle aimait à me raconter, dans les loisirs de nos longues soirées, les faits intéressans dont elle avait été témoin. Elle aimait à s'entretenir de ses élèves, et surtout de celui qu'elle appelait *son cher enfant!*.... Elle m'a dit ses craintes et ses espérances sur ce prince. Depuis son avènement inespéré au trône, toutes ses paroles me sont encore présentes ; mais des considérations de convenance et de nécessité ne me permettent pas, dans les circonstances actuelles, de publier ces documens si précieux, si intéressans pour l'histoire contemporaine. J'attends des temps meilleurs.

M^{me}. de Genlis a beaucoup écrit : elle avait assez fait pour justifier la haute réputation qui s'attache à son nom ; mais le plus important de ses ouvrages, celui qu'elle regardait comme *ce qu'elle avait fait de mieux,* et qu'elle avait composé dans toute la force de son âge et de son beau talent, n'a pas été publié ; cet ouvrage a pour

titre *Alfred-le-Grand* : elle l'écrivit, il y a quarante-quatre
ans, sur la tour d'où Alfred harangua les Anglais après avoir
chassé les Danois, et pacifié l'Angleterre; cette époque est
une des plus belles pages de l'histoire du patriotisme bri-
tannique. Il est écrit sous l'inspiration des idées les plus li-
bérales; il manque à la riche collection des œuvres de M<sup>me</sup>.
de Genlis; mais elle n'avait pas voulu le publier sous le
consulat et l'empire, et les mêmes motifs lui imposèrent le
même silence sous la restauration: elle me l'a légué comme
un don d'*amitié*, d'*estime* et de *reconnaissance*. Le temps
d'exécuter à cet égard ses dernières volontés est venu,
et ses intentions seront fidèlement remplies. Je suis heureux de pouvoir enfin rendre cet hommage solennel à la
mémoire, à la générosité de mon illustre amie.

A ce cadeau si précieux pour moi, elle a joint celui
du manuscrit d'un autre ouvrage, moins important; mais
qui porte le cachet du beau talent de son auteur : c'est
un roman dont le titre, l'*Inconstant par fidélité*, n'offre
qu'une apparente contradiction et résume le sujet avec la
plus exacte vérité.

Deux personnes ont connu ces deux manuscrits,
M<sup>me</sup>. Opie, l'une des célébrités littéraires d'Angleterre; et l'autre, l'auteur du *Duc de Lauzun*, M<sup>me</sup>. de Sar-
tory, que je présentai à M<sup>me</sup>. de Genlis. Je n'oublierai
jamais leur premier entretien; j'écoutais avec ravis-
sement mes deux amies; j'ai eu le malheur de leur sur-
vivre, leur mémoire me sera toujours chère et pré-
cieuse. Je dois à M<sup>me</sup>. de Genlis plus que de la reconnaissance; elle rêvait pour moi un plus heureux avenir, et
sans m'avoir fait pressentir un projet dont le succès lui
paraissait infaillible, elle me fit remettre par son secrétaire la lettre suivante toute décachetée pour que je pusse
la lire et en prendre copie.

Cette lettre était adressée et fut remise à son auguste
élève Louis-Philippe ; elle est datée du 16 août 1830.

« Sire, mon cher enfant,

» Le nom seul de M. Faure dispense de tout éloge.
D'ailleurs il a donné des soins à des personnes auxquelles
feue M<sup>me</sup>. la duchesse d'Orléans s'intéressait vivement (1).
Et il est reconnu qu'elle avait pour son talent et pour lui
une estime particulière ; et moi-même, depuis beaucoup
d'années, je connais M. Faure, dont je révère également
les admirables connaissances dans son art et le caractère.

» Il désirerait être oculiste de Votre Majesté, qui ne peut
assurément en avoir un plus renommé ; et en outre il
souhaiterait être adjoint aux docteurs des Quinze-Vingts.
Je le connais assez pour savoir qu'il ne voudrait pas qu'on
destituât personne pour lui. Il pourrait alors recueillir une
foule d'observations très précieuses pour l'avancement et
les progrès de son art, et qui jusqu'ici ont été perdues
pour la science, les docteurs de l'établissement ne s'occu-
pant point de ce genre de traitement, surtout si à cet
établissement on ajoutait et on lui confiait une salle
pour le traitement des *maladies graves des yeux* ; établissement qui manque à Paris (2), et dont on a reconnu l'utilité à Londres, à Vienne et à Saint-Péters-
bourg. Tous les rapports de l'Institut sur les travaux de

---

(1) M<sup>me</sup>. de Genlis aurait pu ajouter : et à la princesse elle-même,
et si je n'eusse pas été en province à sa dernière maladie, c'est moi
qui aurais été placé prés d'elle, et l'on n'aurait pas oublié les honoraires
qui me sont dus pour des soins antérieurs.

(2) Il a été fondé depuis.

M. Faure prouvent, malgré l'activité de ses envieux, combien ce docteur a perfectionné la branche spéciale qu'il cultive, après avoir occupé avec la plus grande distinction des places de médecin en chef dans les hôpitaux.

» Il fut attaché pendant quatorze ans à S. A. R. Madame duchesse de Berri. Ses espérances et ses droits mêmes, mérités par une fidélité non équivoque, et qui l'honorera, j'en suis bien sûre, aux yeux de Votre Majesté, seraient perdus pour son avenir, si elle n'avait pas la générosité de lui en tenir compte.

» Je ne fais point d'apologie pour cette lettre, car elle fournit à Votre Majesté les raisons d'établir des choses éminemment utiles, et l'heureux droit, qu'elle ne négligera jamais, de réparer de grandes injustices.

» Signé : D. Comtesse de Genlis. »

(b) Je n'ignore point tout ce qu'on peut objecter aux idées et aux préceptes que je donne ici ; mais je ne crois pas devoir réfuter d'avance les objections que pourraient seules opposer l'ignorance et la mauvaise foi, à des principes et à des faits dont l'évidence me paraît démontrée, et sur lesquels j'appelle avec confiance le plus sévère examen.

Qu'il me soit permis de tracer l'esquisse rapide et fidèle de faits qui remontent à des travaux antérieurs.

De nombreux et incontestables succès ont constaté : 1°. que le traitement que j'avais imaginé pour guérir le typhus était le seul admissible ; 2°. que tout ce qu'on avait dit et écrit sur l'organisation de l'iris et la cause de ses mouvemens était contraire à la vérité ; 3°. que sur vingt-cinq opérations de pupilles artificielles, je pouvais obtenir vingt succès, tandis que d'autres chirurgiens réputés les plus habiles n'obtenaient pas un seul succès sur quarante opérations de ce genre. Il est vrai que depuis qu'on se sert du crochet, procédé dont je croyais être l'inventeur, et que j'abandonnai, étant encore en Prusse, lorsque j'eus découvert un autre moyen d'opérer infiniment supérieur, il y a plus de chances favorables que par les procédés de Scarpâ, de M. de Maunoir, etc.

Ayant été à même d'observer un assez grand nombre d'hypopions, je finis par me convaincre que cette terrible affection était le produit de l'inflammation de la membrane de l'humeur aqueuse, et cette idée, d'abord contestée, a fini par faire école.

On sait avec quelle persévérance j'ai insisté sur la nécessité de varier avec une prudente dextérité les procédés pour opérer les cataractes. Ces conseils remontent à plus de vingt-cinq ans, et ceux qui ont fini par les adopter en reconnaissent toute l'importance. On sait que j'opère cette affection, tantôt par extraction, en incisant la cornée ordinairement par le haut ou latéralement; tantôt par dépression, en introduisant l'instrument par la cornée ou par l'esclérotique; enfin souvent par le broiement, en variant ce procédé.

Dans un de mes Mémoires approuvés par l'Institut, j'ai indiqué les noms et les domiciles de nombreux malades que j'avais guéris de la goutte sereine, complète ou incomplète, par des moyens variés et appropriés aux causes de ces maladies. Je crus devoir m'élever contre la routinière et dangereuse application des caustiques appliqués sur le cuir chevelu, qu'un médecin ne préconisa qu'après avoir cru que je m'étais servi de ce moyen pour guérir M$^{me}$. Brac, rue de la Lune, n°. 29, que l'on avait déjà opéré, sans succès, d'une cataracte, et à qui

on devait opérer l'autre œil. Je crus devoir empêcher cette seconde opération , et j'eus le bonheur, au
moyen d'un traitement interne et externe , de rendre la
vue assez bonne , même pour écrire , faculté qui s'est
heureusement conservée depuis dix-huit ou vingt ans.

Des expériences multipliées m'avaient prouvé la supériorité des verres bleus azurés sur ceux de couleur verte,
pour traiter certaines affections des organes de la vue.
Cette opinion parut d'abord spéculative , mais elle ne
tarda pas à être confirmée. Je crus cependant utile de
publier ce fait dans un journal , et depuis , un opti-
cien fameux s'est proclamé l'inventeur de cette *précieuse
découverte*. A la même époque remonte l'enseignement
que j'ai donné pour traiter la myopie et la presbyopie par
une méthode aussi simple qu'avantageuse.

Dans l'intérêt de la science et de l'humanité , je me
suis toujours fait un devoir de rendre public le résultat
de mes laborieuses études , moins pour provoquer les
éloges que les investigations progressives des praticiens
habiles et dévoués. J'avais ainsi appelé leur attention sur
l'utilité des ligatures aux membres , pour remédier aux
affections graves et souvent inconnues, et modérer les
accès fébriles sans compromettre les forces des malades.

Les maladies de la matrice ont été pour moi l'objet
d'études approfondies, continues, et dont les résultats
ont passé mes espérances. Je commençai ces études à l'hôpital Saint-Louis, dans la salle des femmes qui m'était
confiée en 1804, à une époque où l'on ne songeait guère
à ces maladies que pour en déplorer les suites sans songer
au traitement. Je pourrais citer beaucoup de femmes atteintes d'ulcères qu'on croyait cancéreux, parfaitement
guéries par le traitement que je conçus alors, que j'ai

perfectionné depuis l'invention précieuse du spéculum, et qui n'est nullement dangereux. Au reste, je pourrais citer neuf femmes à qui on voulait emporter le col de la matrice sur lesquelles mon traitement a parfaitement réussi.

Mais il est des cas où un cancer affreux peut s'emparer de l'utérus, et faire périr les malades dans l'épuisement et des douleurs atroces. Après des travaux nombreux, des essais répétés, presque assuré de l'efficacité de ma méthode pour ces cas désespérés, j'avais offert à M. le ministre de l'intérieur d'enlever cet organe tout entier en présence de deux chirurgiens et de quatre médecins sans l'hémorrágie.

A l'égard des pertes foudroyantes de cet organe, qui arrivent après l'accouchement, je fis connaître, vers 1813, à mon retour de Prusse, le moyen précieux imaginé par un praticien modeste de Dusseldorf, pour les arrêter; et peut-être que sans ma publication, le procédé, que d'autres ont voulu s'attribuer en déguisant le principe, aurait été perdu encore long-temps pour l'humanité.

J'avais offert à l'Académie royale de médecine de prouver que, long-temps avant M. Jaubert et peu de temps après avoir obtenu le premier accessit du prix UNIQUE de chirurgie, dans le concours ordonné par le gouvernement, j'avais imaginé de réunir les intestins divisés en redoublant en dedans le bout inférieur pour mettre la séreuse des deux bouts en contact. M. Gauthier, externe à l'hôpital Saint-Louis, aurait attesté le fait, et à son témoignage, j'aurais ajouté celui plus imposant de M. Percy, auquel j'avais sans nulle réserve exposé verbalement ce procédé, ainsi que quelques autres qui n'ont pas encore été publiés, et voilà pourquoi M. Percy, dans son Rapport à l'Institut et à mon sujet, s'est exprimé en ces termes : *Applaudissant au zèle et à l'esprit inventif de M. Faure*, etc.

C'est pour moi un devoir d'état et de conscience de n'employer aucun moyen curatif, de ne faire aucune opération sans en avoir combiné les causes et les résultats. C'est à ce système d'étude que je dois beaucoup d'améliorations progressives et d'utiles découvertes. Je n'eus jamais la pensée de faire de ces découvertes et de ces améliorations l'objet d'une spéculation intéressée ; mais j'avoue que j'aurais été heureux qu'on m'eût su gré de mes constans efforts et d'avoir trouvé les moyens simples, 1°. d'éviter l'artère épigastrique en débridant l'anneau dans l'opération de la hernie ; 2°. d'opérer les femmes de la pierre par le vagin sans provoquer de fistules urinaires ; 3°. d'oblitérer ces fistules dans quelques cas , etc.

J'ai soutenu et je crois pouvoir prouver jusqu'à l'évidence, qu'il est des cas et des individus , où *l'amputation sans instrumens tranchans*, est de nécessité absolue et offre plus de chances pour la conservation de la vie.

Je crois avoir manifestement démontré, en présence de MM. Boyer, Delarroque, Marjolin, Récamier, Roux et d'autres docteurs , en évitant l'amputation et par conséquent en sauvant ainsi le malade d'une mort certaine, que dans les cas de gangrène sénile , il fallait ajouter moins d'importance qu'on ne le fait ordinairement à l'ossification des artères, et ne pas chercher la cause principale du mal ailleurs que dans la création d'un sang plastique et dans une altération du fluide nerveux venant de la moelle épinière ; enfin , que cette maladie était moins difficile à guérir qu'on ne le croit généralement , surtout lorsqu'on est appelé à temps.

Je fis connaître, à la page 80 d'un mémoire publié en 1819 le secret pour guérir sûrement les maladies vénériennes les plus anciennes, les plus rebelles et les plus compliquées.

Ces innovations rencontrèrent d'abord de nombreux et opiniâtres contradicteurs ; mais la plupart de ces innovations ont reçu la sanction du temps et de l'expérience ; quelques docteurs n'ont pas hésité cependant à se faire honneur de mes découvertes et à s'en proclamer les inventeurs. Les autres procédés nouveaux que je viens d'indiquer auront sans doute le même sort ; je n'en serai découragé ni surpris.

*Extrait des Rapports de l'Institut.*

# INSTITUT DE FRANCE.

## ACADÉMIE ROYALE DES SCIENCES.

Le Secrétaire perpétuel de l'Académie pour les sciences naturelles certifie que ce qui suit est extrait du procès-verbal de la séance du lundi 26 avril 1819 :

L'Académie nous chargea, dans sa séance du 19 octobre dernier, de lui rendre compte du Mémoire qui venait d'y être lu par le docteur Faure, sous le titre suivant : *Observations sur l'Iris, sur les Pupilles artificielles et sur la Keratonyxis, ou nouvelle manière d'opérer la Cataracte.*

Nous eussions rempli plus tôt cette tâche, sans le désir que nous avions de vérifier plusieurs faits avancés dans cet écrit, et d'éclaircir quelques propositions qu'on y trouve également. Nous nous sommes intuitivement assurés de la guérison des individus opérés par M. Faure, et nous avons pu reconnaître les traces du mode opératoire auquel il a eu recours sur chacun d'eux, selon la diver-

sité des altérations que présentaient leurs yeux privés
de la lumière depuis plus ou moins d'années. Ces cures sont très belles; et, en même temps qu'elles font
honneur au talent de M. Faure, elles lui présagent d'autres succès également propres à étendre et à justifier sa
réputation, etc.

. . . . . . . . . . . M. Faure a fait une observation
précieuse, puisée dans sa propre expérience, et qui est
tout entière à lui : c'est que, dans le cas où la pupille
naturelle existant, mais ne pouvant servir à cause d'un
albugo, on en aurait ouvert une par la simple incision, il
ne faudrait pas laisser le malade dans une trop grande
obscurité, autrement la pupille venant à se dilater, l'o-
blitération de l'autre en serait l'inévitable suite, etc.

. . . . . . . . . . Au reste, il a bien reconnu que la
contractilité, ou la rétractibilité, ou l'élasticité de l'iris,
peut s'anéantir, si cette membrane a souffert une disten-
sion trop prolongée, comme il est arrivé chez trois ou
quatre aveugles de naissance, ou privés de la vue depuis
trente ans et plus, lesquels avaient eu en même temps un
staphilôme. Dans ces sujets, auxquels M. Faure a rendu
la lumière, l'iris avait même acquis une consistance et un
état d'indolence tels, que la simple incision eût été insuf-
fisante, et qu'il fallut y pratiquer un vrai pertuis, comme
on eût pu faire avec un emporte-pièce, etc. (1).....

Vos commissaires, applaudissant au zèle, à l'habileté,

---

(1) On peut voir un autre cas de ce genre, très curieux, sur le
nommé Boursier, aux Invalides. J'opérai ce malade, et *toujours
gratuitement*, après les tentatives multipliées et bien malheureuses
d'un confrère. Boursier était déclaré *incurable*; néanmoins, j'espé-
rai lui rendre assez de lumière pour pouvoir se conduire: ce qui ar-
riva en effet et sans souffrance.

et à l'esprit inventif de M. Faure , estiment que pour exciter de plus en plus l'émulation de ce jeune docteur, et
lui donner une honorable marque de bienveillance, l'A-
cadémie doit lui permettre d'assister à ses séances.

*Signés :* Pelletan, Duméril, Percy, rapporteur.

L'Académie approuve le rapport et en adopte les conclusions.

Certifié conforme :
*Le Secrétaire perpétuel, Conseiller d'Etat,*
*Chevalier de l'Ordre royal de la Légion-*
*d'honneur.*

*Signé :* G. CUVIER.

———

*Extrait du procès-verbal de la Société royale*
*académique des sciences.*

Séance du 15 juillet 1820.

« M. Doussin-Dubreuil lit, tant en son nom personnel
qu'en celui de M. Larche, un rapport sur un Mémoire
ayant pour titre : *Observations sur l'iris, sur les pupilles*
*artificielles et sur le kératonyxis ou nouvelle manière d'o-*
*pérer la cataracte;* Mémoire présenté à l'Institut par
M. N.-J. Faure, médecin oculiste de S. A. R. Madame
la duchesse de Berri ; ex-médecin en chef de plusieurs
hôpitaux.

» Les rapporteurs font remarquer que ce Mémoire, déjà
honoré de l'approbation de l'Institut, *est plein de faits et*
*de pensées, fort de dialectique, et animé de cet esprit de phi-*
*lantropie qui doit produire les grandes choses, s'il est vrai*
*que les hautes pensées viennent du cœur.* Ils s'unissent aux
rapporteurs éclairés de l'Institut, pour donner de justes
éloges aux divers procédés opératoires de l'auteur et à ses
brillans succès dans la formation des pupilles artificielles,
qui lui ont valu une réputation, *un genre de supériorité*

qu'il serait difficile de lui contester. Ils font en outre remarquer que les réflexions de l'auteur sur les cataractes, annoncent le meilleur esprit d'observation, et qu'il fixe d'avance et convenablement la méthode opératoire préférable pour chacune d'elles.

» L'article d'hyoppion leur a paru très remarquable en faits et en raisonnemens, et en ce que l'auteur déduit toujours de chaque raisonnement des conséquences utiles pour le traitement.

» L'article sur la myopie et la presbytie, est signalé par les rapporteurs, comme particulièrement intéressant.

» Ils terminent en rappelant l'attention de la Société sur le plan d'un ouvrage auquel l'auteur propose à tous les savans médecins et chirurgiens de concourir, en fournissant des articles, en forme d'aphorismes, dont il donne lui-même, dans un appendice, quelques modèles qui décèlent des connaissances étendues et positives, et présentent presque tous des idées neuves et originales.

» En résumant leur opinion sur un écrit substantiel qui leur paraît contenir les germes de vingt écrits, et dont S. M. vient d'agréer l'hommage, les rapporteurs concluent en proposant à la Société de mentionner honorablement cet ouvrage au procès-verbal, et d'engager l'auteur à continuer ses utiles recherches. »

Ces conclusions sont adoptées.

Pour extrait conforme,

Le Secrétaire particulier,

Mis DE BEAUFORT-D'HAUPOUL.

## Extrait du même Rapport.

» A l'égard des gouttes sereines, l'auteur ne présente guère qu'une nomenclature de malades guéris par des traitemens différens ; cela vaut mieux qu'une longue compilation de théories incertaines. La routine se traîne toujours sur ses propres traces ; le véritable talent sait modifier sans cesse la règle, sans la perdre jamais de vue. »

---

# ACADÉMIE ROYALE DE MÉDECINE.

Séance du 2 mai 1826. ( Extrait du procès-verbal.)

« M. Faure présente à la section trois chats sur lesquels il a pratiqué des pupilles artificielles, les unes au contour de la pupille naturelle, les autres plus près de la sclérotique ; chez tous la vue est conservée. De ces opérations, M. Faure tire la conséquence que l'iris n'exerce pas ses mouvemens par deux genres de fibres musculaires, ni par l'afflux d'un fluide dans un tissu spongieux érectile, mais par des fibres orbiculaires, agissant sur un tissu élastique. Ces fibres orbiculaires ne seraient pas bornées au cercle étroit de la pupille, mais s'étendraient plus loin sur l'iris, jusqu'au tiers du plan de cette membrane. M. Faure, qui a déjà composé, il y a quelques années, un mémoire sur ce point de la science, et qu'il a présenté à l'Institut, exprime que, quand on veut établir des pupilles artificielles, il faut presque toujours emporter des lambeaux de l'iris, sinon, le plus souvent, ces pupilles s'oblitèrent. Cependant quelquefois la pupille se conserve, malgré ce manque de précaution, et il fait voir un œil en émail où un cas de ce genre est représenté. »

## INSTITUT DE FRANCE.

## ACADÉMIE ROYALE DES SCIENCES.

Le Secrétaire perpétuel de l'Académie, pour les Sciences naturelles, certifie que ce qui suit est extrait du procès-verbal de la séance du lundi 12 novembre 1827 :

« L'Académie a chargé MM. Chaussier, Duméril et Boyer, de lui rendre compte de deux Mémoires relatifs à l'Iris et aux Pupilles artificielles, qui lui ont été présentés par M. Faure, docteur en médecine, oculiste de Son Altesse Royale Madame, duchesse de Berri. Ces deux Mémoires ayant été présentés à l'Académie à deux époques différentes, nous avons pensé qu'il convenait de les ranger suivant l'ordre de leur présentation, sous les Nos 1 et 2.

» M. Faure a fait un grand nombre d'expériences sur les animaux vivans, dans le but de confirmer les idées qu'il a émises sur l'Iris et sur les Pupilles artificielles, dans un Mémoire présenté à l'Académie en 1818. Les résultats de ces expériences sont le sujet du Mémoire N° 1 de M. Faure. Parmi ces résultats, les suivans sont ceux qui nous ont paru les plus remarquables et les plus intéressans, etc. etc......

» Tels sont les principaux résultats des expériences de M. Faure. Ces résultats, dont nous avons constaté la réalité sur plusieurs des animaux qui ont servi à ces expériences, confirment pleinement la théorie de l'auteur sur les pupilles artificielles, et rendent ses conjectures sur l'organisation de l'iris et sur la cause de ses mouvemens, sinon certaines, au moins très-probables.

» M. Faure termine ce mémoire en rapportant une observation sur une pupille artificielle qu'il a faite avec succès dans un cas qui présentait de grandes difficultés. Le sujet de cette observation est une fille âgée de 18 ans, aveugle depuis quinze années. L'œil droit était entièrement détruit et le gauche était couvert, presqu'en totalité, par une tache blanche fort épaisse, dans laquelle se trouvait confondue une grande portion de l'iris. Cette désorganisation était due à la petite vérole. La malade avait déjà été opérée par un habile chirurgien, et depuis des oculistes et des chirurgiens distingués l'avaient déclarée incurable, etc.........

» Dans le mémoire N° 2, M. Faure expose les règles suivant lesquelles on doit pratiquer les pupilles artificielles pour obtenir un bon résultat, et la manière dont ces règles doivent être appliquées aux différens cas qui peuvent se présenter, etc........

» Telles sont, parmi les règles relatives à l'établissement des pupilles artificielles, celles qui paraissent les plus importantes. Ces règles méritent d'autant plus de fixer l'attention des praticiens, et doivent leur inspirer d'autant plus de confiance, qu'elles sont fondées sur un grand nombre de faits qu'une longue pratique a fournis à M. Faure, et sur les résultats des expériences qu'il a faites sur les animaux vivans. L'auteur termine ce Mémoire par une observation de pupille artificielle pratiquée avec succès dans un cas où le mauvais état de l'œil ne laissait presque aucun espoir de réussite.

» Les Mémoires de M. Faure renferment des vues neuves, des observations intéressantes, des expériences curieuses et des préceptes utiles.

» Vos Commissaires estiment que ces Mémoires sont dignes d'éloges, et qu'ils méritent l'approbation de l'Académie. Ils estiment aussi qu'il est à souhaiter que M. Faure, qui promet un travail complet sur l'iris et les pupilles artificielles, accomplisse sa promesse. »

*Signés :* Duméril, Chaussier, Boyer, rapporteur.

L'Académie adopte les conclusions de ce rapport.

Certifié conforme :

*Le Secrétaire perpétuel, Conseiller-d'État, Grand Officier de l'Ordre royal de la Légion-d'Honneur,*

Signé CUVIER.

---

*Extrait de l'analyse des travaux de l'Académie royale des Sciences, pendant l'année 1827 ; par M. le baron Cuvier, Secrétaire perpétuel, tome X, page CLXXXIV.*

« Depuis long-temps on a cherché à remedier à l'obstruction de la pupille, en perçant l'iris et en formant ainsi une pupille artificielle ; mais il arrive quelquefois que cette nouvelle ouverture se referme, par la tendance de ses bords à se rapprocher et à se joindre.

» M. Faure, oculiste de S. A. R. Madame duchesse de Berri, a fait beaucoup d'expériences sur les animaux, pour constater par quel mode d'incision on peut obtenir l'ouverture la plus durable. L'enlèvement d'un lambeau lui paraît plus avantageux qu'une simple incision ; et néanmoins il s'est assuré qu'une incision dans la direction des rayons et en travers des fibres circulaires d'un iris parfaitement sain, mais sans diviser le bord de la prunelle, donne une ouverture qui a moins de tendance que toute autre à s'oblitérer, quoique l'on n'ait point emporté de lambeau. »

## Extrait de la Gazette du Périgord et du Bas-Limousin.

6 Septembre 1835.

« Plus d'une fois les journaux de médecine ont été appelés à constater les nombreux succès obtenus par M. le docteur Faure dans l'art de guérir ; plus d'une fois, nous avons dû répéter les éloges donnés à notre célèbre compatriote par l'Académie royale de Médecine ; et c'est toujours avec un nouvel intérêt, nous en sommes sûrs, que nos lecteurs ont vu son nom figurer dans nos colonnes. C'est donc avec plaisir que nos abonnés apprendront aujourd'hui que M. Faure, pressé par les sollicitations de ses savans et honorables confrères, se dispose à livrer à la publicité le précieux résultat de ses longues et constantes observations.

» On sait que les grands maîtres dans l'art de guérir ont soutenu que le printemps et l'automne sont les deux saisons de l'année les plus favorables au succès des opérations chirurgicales.

» M. Faure, jeune encore, s'aperçut que l'expérience de tous les jours donnait un démenti formel à un pareil enseignement, et sans s'embarrasser des grands noms qu'il avait pour adversaires, il osa combattre leur système dans l'ancien *Bull tin de la Dordogne*. C'était un jeune homme qui parlait ; on ne connaissait pas ses talens ; on le croyait sans expérience ; ses observations passèrent inaperçues ; et M. Faure, persuadé qu'il avait raison, n'en poursuivit pas avec moins de constance et de fermeté le cours de ses investigations.

» Aujourd'hui, ce n'est plus dans un journal isolé et d'une manière hasardée, que M. Faure se dispose à attaquer un système qu'il croit funeste à l'humanité, mais c'est dans le sanctuaire même de la science, devant les membres de l'Institut, qu'il ose le combatre et jeter dans la balance le poids d'une longue expérience et de vingt années d'observations.

» C'est le 24 juin 1835 que notre savant compatriote a adressé à l'Institut et à l'Académie royale de Médecine une lettre, en forme de Mémoire, dans laquelle il démontre que les saisons les plus favorables de l'année, pour les opérations chirurgicales, sont l'été et l'hiver, époques où les propriétés vitales sont dans une espèce de repos. Nous ne cherchons point à faire l'apologie d'un pareil système; notre ignorance dans l'art de la médecine nous interdit toute discussion à ce sujet ; mais nous ajouterons que ce qui semble confirmer à nos yeux des idées aussi neuves, ce sont les faits nombreux que M. Faure cite à l'appui de ses assertions, et le relevé des opérations faites en divers temps dans les hôpitaux de la capitale. Mais comme il n'est pas de règle sans exception, M. Faure démontre que l'expérience est conforme aux préceptes des grands maîtres pour les opérations de l'anévrisme, et les raisons de ce fait se trouvent consignées dans le Mémoire qu'il vient de livrer à l'impression.

» Ce Mémoire se termine par quelques réflexions utiles sur les traitemens qu'il convient d'employer à la suite des opérations chirurgicales pour en assurer le succès; et à cette occasion, M. Faure trouve quelque chose de remarquable à dire sur la combinaison de la médecine et de la chirurgie.

» Il démontre que ces deux arts se prêtent un mutuel appui, et que, si pour être bon médecin, il faut être bon chirurgien, il faut aussi pour être bon chirurgien réunir

les connaissances médicales à un très haut degré. Depuis
long-temps, la réputation de M. Faure est faite comme
médecin et comme chirurgien; mais ce nouveau travail
ne peut qu'ajouter encore à une célébrité si bien méritée; et si les idées que renferme son Mémoire sont recon-
nues vraies, et le rare talent de notre honorable compatriote nous en est un sûr garant, cet habile praticien aura
acquis de nouveaux droits à l'estime et à la reconnaissance publiques, qu'il a déjà méritées par tant et de si
grands services. »

—————

« Monsieur et très honoré Confrère !

« Avec le plus grand plaisir j'ai entendu ces jours-ci que
vous venez de fixer l'attention des chirurgiens français sur
l'influence des saisons dans les opérations que l'on pratique : cette question, Monsieur, est d'une grande importance. Personne ne nie l'influence des saisons, même sur les
hommes bien portans; plus encore, n'est il pas évident qu'un
opéré doit ressentir davantage les changemens de la température, et qu'ils doivent exercer sur son organisme
une grande influence et produire souvent des suites funestes après les opérations les mieux faites et même
peu graves. D'ailleurs je vous prie d'être convaincu, que
je ne vous écris point des raisonnemens fondés sur la
théorie; j'ai l'honneur de vous informer que les chirurgiens les plus distingués de Moscou, où j'ai fait mes
études, connaissent bien ce principe, qu'il faut opérer
dans les saisons pendant lesquelles il y a moins de
changemens, et principalement dans l'hiver; car la
chaleur excessive de l'été produit souvent des fièvres ty-
phoïdes, des érésypèles, des encéphalites et tant d'autres

accidens (1). Ils font donc les opérations, qu'on peut remettre pour quelque temps, pendant l'hiver, car on a remarqué chez nous, que le froid sec dispose le plus à la guérison des opérés, et qu'il y a pendant cette saison plus de succès après les opérations.

» Agréez, je vous prie, Monsieur, cette petite note, et l'assurance de l'estime que porte pour vous,

» Votre très dévoué confrère et serviteur,

« P.. .. DE DOUBOVITZKY. »

Paris, le 26 août 1835.

P. S. Je pars demain (2).

___

(1) On sait au contraire avec quelle facilité les opérations réussissent sous l'influence des chaleurs de l'Egypte.

(2) Si je ne craignais pas, après une semblable lettre, que quelques mots, quoique bien sincères, sur M. Doubovitzky, ne parussent exagérés, et commandés par la circonstance, j'aurais du plaisir à prédire le brillant avenir de ce jeune, estimable et laborieux confrère, et à parler de l'éclat que ses rares talens vont répandre en Russie, sa patrie.

M. Doubovitzky ne tardera pas, j'en suis certain, et nous l'apprendrons bientôt, à relever encore, s'il est possible, la gloire de la chirurgie française aux yeux de ses compatriotes, par la pratique des exemples et des leçons qu'il a reçus de nos grandes célébrités chirurgicales, les Lisfranc, les Amussat, etc. Ces savans professeurs sont convaincus comme moi que ce jeune médecin saura bien remplir, sans serment, envers l'humanité, envers ses confrères et leurs enfans, tout ce qu'Hyppocrate faisait jurer à ses élèves.

N. J. FACRE.

# §. III.

---

## A M. LE BARON DUPUYTREN.

J'appris hier, Monsieur, le danger et la triste situation dans lesquels vous vous trouvez, etc......

Au moyen des formules et du plan de traitement que je vous envoie, je suis parvenu à guérir, dans le cours d'une assez longue pratique, que j'ai eu tort de restreindre à une spécialité, sept ou huit malades atteints d'hydropisie de poitrine, notamment un soldat d'une constitution vigoureuse, mais épuisée ; pendant que j'étais médecin en chef de l'hôpital militaire de Klosterberg, à Magdebourg. Je priai alors M. Desgenettes, pendant son inspection, de constater cette belle cure avec quelques autres d'un autre genre. Le savant docteur Wotel que j'avais remplacé, avait déclaré le malade incurable.

M. Garcia Suelto, médecin espagnol des plus distingués, mort depuis long-temps à Paris, constata aussi, à son grand étonnement, vers 1816 ou 1817, une autre cure d'hydropisie de

poitrine, que j'obtins sur un malade qu'il connaissait, rue d'Antin, n⁰. 7. Au reste, je ne vous
cite ces faits remarquables, auxquels je pourrais
en ajouter d'autres, que pour vous donner une
confiance méritée dans l'emploi des moyens que
j'espère voir suivis encore d'un heureux résultat
chez vous.

. . . . . . . . . . . .

J'espère que vous ne vous méprendrez point
sur le motif de la démarche que je fais aujour-
d'hui auprès de vous, et que vous n'y verrez surtout aucun désir, de ma part, de paraître ma-
gnanime à vos derniers momens. Je suis d'une
famille où, Dieu merci, on ne connaît ni la lâche-
té ni ses nuances perfides. Au reste, voilà ce
qu'il faut que vous fassiez de suite si votre maladie est caractérisée, et, dans tous les cas de
méprise même, vous jugerez bien que le traitement ne peut nuire.

Si le malheur voulait que ce traitement ne
réussît pas, et j'ai la conviction qu'il vous sera
utile, souffrez qu'en me rappelant les derniers
momens de l'excellent père que j'eus le malheur
de perdre il y a deux ans, je vous dise ici : du
courage, de la résignation ! et s'il faut quitter ce
misérable monde, mettez votre espérance dans
l'Être incompréhensible qui gouverne l'univers ;

il n'y a aucun danger à espérer de la sorte, quand même tout finirait après nous.

Je suis, avec des vœux sincères pour votre rétablissement,

Monsieur,

Votre très humble serviteur,

.-J. FAURE,

*D. M. M. opt.*

## TRAITEMENT.

1°. Trois fois dans les vingt-quatre heures, et à-peu-près à des distances égales, on pratiquera pendant deux ou trois minutes sur la peau qui recouvre les vertèbres cervicales et dorsales de *très légères* frictions avec une flanelle douce, et aussitôt après on étendra sur la même région et successivement un gros de la préparation qui suit, qu'il faudra faire pénétrer doucement encore avec les doigts.

Prenez : Bonne huile d'olive, une once et demie.

Musc en poudre, quatorze grains.

Faites chauffer l'huile dans une tasse, et, au moment où l'ébullition aura commencé, retirez du feu et ajoutez aussitôt le musc; couvrez et agitez plusieurs fois avant l'entier refroidissement.

2°. Une heure après chaque friction ou embrocation avec cette huile, passez sur toute la même région et même sur la tête une éponge imbibée d'eau un peu chaude; après sept ou huit minutes, remplacez l'eau chaude par d'autre eau la plus froide possible, en étendant cette espèce de bain-douche jusque sur le sacrum, et pendant un temps égal à celui qui vient d'être indiqué. Évitez d'avoir froid ensuite.

3°. Soir et matin il faudra prendre deux pilules préparées d'après cette formule :

Prenez : Assa-fœtida, un gros et demi.

Feuilles sèches de digitale pourprée, quarante-huit grains.

Thériaque, quantité suffisante.

F. S. L. cinquante pilules du poids de 4 gr.

4°. Vous boirez de temps en temps, toutes les deux heures, par exemple, une petite tasse de la tisane suivante, mais non immédiatement après avoir pris les pilules.

Faites bouillir pendant deux minutes dans une livre et demie d'eau de rivière une once et demie de coquilles d'amandes *amères* bien écrasées ; ajoutez, en retirant du feu, douze grains de feuilles sèches de digitale pourprée; remuez de temps en temps ; passez après le refroidissement ; édulcorez avec le sirop simple ou du sucre candi.

5°. Pendant tout ce traitement, qui ne doit être contrarié ni par la saignée, ni par les vésicatoires, vous tiendrez continuellement les pieds enveloppés de flanelle appliquée sur la peau. Si la tête devenait lourde, avec un sentiment d'embarras sur un point fixe, vous appliquerez de temps en temps sur le front surtout, et dans une vessie, de la glace pilée.

6°. Huit jours après l'usage de ces moyens employés avec intelligence, et plus tôt si la maladie s'aggravait et le danger devenait imminent, vous suspendrez l'usage des pilules et de la tisane, et ferez préparer sous vos yeux le remède suivant :

Prenez trois bonnes poignées de cresson de fontaine

nouvellement cueilli et quatre gros oignons *blancs ;* faites bouillir le tout ensemble dans trois litres d'eau et réduire à un litre : passez sans expression.

7°. Le matin, vers les six heures, vous prendrez un tiers de cette décoction ; à une heure un autre tiers, et enfin la troisième dose le soir vers les huit ou neuf heures ; vous prendrez ce remède, légèrement chauffé, au bain-marie.

8°. Le lendemain vous recommencerez l'usage de cette préparation qu'il faudra apprêter la veille, et reprendrez les jours suivans l'usage de vos pilules et de votre tisane.

Le dernier remède fatigue quelquefois beaucoup, mais le mieux se fait ordinairement sentir même vers le soir du premier jour où l'empâtement des mains a quelquefois entièrement disparu.

Voilà, Monsieur, ce que j'ai cru devoir vous conseiller sans chercher à donner aucune explication de mes idées sur l'emploi des moyens que je vous indique, et dont l'une des substances paraît pour le moins insignifiante. Au reste, en médecine l'expérience et le fait sont souvent au-dessus de toute explication. Je me contenterai de vous faire observer que la digitale, qui agit quelquefois très bien à petite dose, doit être portée dans votre cas à celle que j'indique, quelquefois même elle doit être plus forte. Vous verrez bien seulement que je n'ai pas perdu de vue l'action nerveuse sans laquelle aucune fonction ne peut s'exercer ni être troublée.

C'est à vous, Monsieur, et à vos conseils d'examiner si ce traitement, qui paraîtra bizarre peut-être à quelques-uns, vous convient. Je me contente de vous répéter que je l'ai vu réussir, à ma grande surprise, même sur

des malades désespérés. Encore une fois , je désire sincèrement qu'il vous soit utile.

Paris, le 29 octobre 1834.

*N. B.* Il est important de modifier ce genre de traitement en raison de l'âge, du sexe, des individus, etc. ; mais
un médecin habile n'y manque pas. Ce traitement ne fut
point mis en usage sur le malade dont il est ici question ,
qui mourut quelques mois après l'envoi de ma lettre , et
la nécropsie prouva cependant, à ce qu'on m'a assuré,
que l'hydropisie de poitrine existait réellement ; mais on
donna un autre nom à la maladie dans les journaux.

# §. IV.

---

## A M. LE BARON LARREY,

CHIRURGIEN EN CHEF DES INVALIDES, MEMBRE DE
L'INSTITUT, ETC.

> Oignez villain
> Il vous poindra.
>
> DICT. DE TRÉVOUX, V°. *Villain.*

MONSIEUR,

Plusieurs personnes honorables m'ont informé de la continuation de votre animosité contre moi. Non content, d'accord avec deux ou trois de vos amis, d'avoir fait repousser par la section de chirurgie de l'Académie Royale de Médecine les mémoires que je lui avais présentés et qui furent plus tard comblés d'éloges à l'Institut, vous m'empêchâtes encore, en 1829, d'obtenir un prix Monthyon.

A cette époque trois membres de la commission, dont vous faisiez partie, ayant apprécié votre manière d'agir pour ce qui me concernait, m'engagèrent, avant toute décision du concours, de vous rendre une visite, en m'assurant que vous étiez *un brave homme* et que vous reviendriez

facilement de votre prévention. Sûr de moi, ai-
mant mes anciens maîtres et condisciples qui me
conseillaient, et me rappelant d'ailleurs vos poli-
tesses au retour des Bourbons en France et lorsque j'opérai surtout en votre présence le beau-
frère du général Margaron (M. Lacoste), je fis
avec plaisir ce qu'on désirait de moi.

Vous savez, Monsieur, comment vous me
reçûtes ? ..... Je vous avoue qu'à une période
moins avancée de ma vie et avant que j'eusse
mûrement réfléchi sur les caprices et les injustices
souvent incompréhensibles des hommes, je ne
vous aurais point passé le genre de votre accueil
sans vous en faire sentir plus que l'inconvenance;
car ayant toujours été sincère dans mes sentimens
de considération pour vous, je dus regarder votre
conduite dans cette circonstance ou comme la
dernière injure que je devais tenter de punir,
ou comme une erreur de conviction que le temps
ferait bientôt évanouir au grand regret sans
doute de l'honnête homme qui l'aurait eue. Je
mis donc tous mes soins à oublier ce qui m'avait
été confié par vos collègues, ainsi que votre ton
et vos expressions offensantes.

Vous persistez dans votre haine ? .... Vous
me croyez donc coupable de quelque chose de
bien grave ? .... Je ne puis supporter cette idée

plus long-temps: il faut une explication claire et précise.

Je vous crois homme d'honneur, Monsieur, et je réclame une entrevue en présence de votre famille devant qui je me rendrai seul et avec confiance. Je désire surtout que M. votre fils, dont on m'a cité les rares qualités, soit témoin de ma justification.

Vous le voyez, Monsieur, je vous estime encore assez pour ne point dédaigner de soumettre toute ma conduite à votre investigation. Si je ne vous prouve pas qu'en me faisant beaucoup de mal vous fûtes toujours dans l'erreur la plus complète sur mon compte, vous pourrez ensuite garder sans remords cette haine funeste qui vous domine, et de mon côté je jugerai votre aveuglement excusable en le pardonnant de bon cœur.

Mais ma conscience me donne la certitude que lorsque vous m'aurez entendu, j'aurai le bonheur d'avoir retrouvé en vous un juge équitable, et peut-être dans Monsieur votre fils un loyal défenseur et un véritable ami. Vous verrez même qu'après cet entretien, votre aimable femme et votre intéressante fille, que je me rappelle fort bien, depuis l'époque où vous me fîtes examiner l'un de ses yeux, daigneront m'honorer de leur estime.

J'ose espérer, Monsieur, que vous aurez l'extrême bonté de m'accorder l'entrevue que j'ai

5

l'honneur de vous demander , ou que vous dai-
gnerez réfléchir que si une pareille avance de ma
part est sans effet je conserve , plus que jamais
tous les droits d'un honnête homme qu'on ca-
lomnie et contre qui on agit déloyalement et
sans motif.

J'ai l'honneur d'être, avec une haute considération,

Monsieur,

Votre très humble et très obéissant serviteur,

N.-J. FAURE , *D. M. M. op.*
Rue de Provence, n°. 61.

Le 1er. Juin 1835.

## A M. LARREY fils ,

### CHIRURGIEN AU VAL-DE-GRACE.

Monsieur ,

Un de vos meilleurs amis , connaissant l'injuste animosité que Monsieur votre père a contre
moi devait me faire faire votre connaissance ; il
espérait par là qu'au moyen de votre loyale
entremise, une haine funeste, dont jamais je n'ai
pu m'expliquer la cause ni le motif, s'évanoui-
rait aisément. Ayant bien réfléchi que peut-être
dans une pareille circonstance je devais rester
dans une position qui me mît à l'abri de la
reconnaissance que j'aurais pourtant un si grand

plaisir à avoir pour vous, j'ai renoncé à profiter des dispositions bienveillantes de la personne qui vous aime et estime si bien. J'ai cru néanmoins devoir vous adresser la copie de la lettre que je viens d'écrire à Monsieur votre père : je vous prie de la méditer, et je laisse à votre délicatesse le soin de la juger et d'apprécier mes sentimens pour lui et sa famille.

Je suis avec la considération la plus distinguée,

Monsieur ,

Votre , etc.

N.-J. FAURE, *D. M. M. Opt.*

N.B. Ces deux lettres sont demeurées sans réponse (*a*).

---

## NOTES DU §. IV.

Ah ! par l'injuste ambition,
Les exploits sont souillés et la gloire est flétrie.
Comtesse DE GENLIS , *Alfred-le-Grand.* ( Inédit.)

(*a*) Pour prouver quelle était ma confiance dans la loyauté de M. Larrey, voici ce que je dis dans un Mémoire que je lus à l'Institut le 4 mai 1855, pour le concours Monthyon.

« En attendant une décision quelconque sur des tra- » vaux qui exigèrent plus d'un genre de sacrifices, et sur » des expériences qui, loin d'avoir été démenties par » le temps, servent au contraire aujourd'hui de boussole » à de belles cures, je prends la liberté de réclamer de l'A-

5..

» cadémie qu'elle veuille bien prier l'honorable M. Larrey
» de lui faire un rapport verbal sur le nommé Thurin (rue
» St.-Dominique, n° 106), ancien aveugle de l'Hôtel des
» Invalides, que j'ai délivré, et *toujours gratuitement*, Mes-
» sieurs, de deux cataractes dures et énormes, en incisant
» la moitié supérieure des deux cornées. M. le chirur-
» gien des Invalides vous attestera que l'opéré ne porte
» aucune trace de cicatrice apparente à moins d'y regar-
» der de fort près ; que le mouvement des iris est con-
» servé, et que la vue est si parfaite qu'elle permet de
» lire de très petits caractères et de confectionner des
» ouvrages minutieux (1).

» Il y a plus de 25 ans que je cherche à prouver par
» des faits nombreux et concluans qu'on a tort de vou-
» loir adopter une méthode exclusive pour l'opération de
» la cataracte, etc. . . . . . .

» La méthode que je mis en usage chez Thurin, l'ex-
» traction par en haut, fut jadis indiquée par le célèbre
» baron de Winzel, mais très rarement usitée avant que
» j'en fisse connaître les immenses avantages par des suc-
» cès éclatans, etc. »

On m'a assuré que M. Larrey ne m'a voué une haine
aussi violente que parce que je conspirai jadis contre Bonaparte !!. Pourquoi alors me faire tant d'avances bienveillantes au retour des Bourbons ! . . . . Mais était-ce un
crime autrefois, dans la Grèce, du temps des Harmodius

---

(1) Le fait dont il s'agit est le premier de ce genre qui ait été présenté à l'Académie Royale de Médecine. Les médecins des départemens
de la Dordogne et de la Haute-Vienne savent que depuis près de
vingt-cinq ans j'opère souvent de cette manière, qu'on dit renouvelée
par M. Iœger, qui, cependant, m'a assuré ne pratiquer ce procédé
que depuis douze ou quinze ans.

et des Aristogiton, de chercher à renverser la puissance d'un despote qui avait violé ses sermens envers la patrie, détruit les lois après les avoir soutenues et jurées, et voulait, par la ruse ou la terreur, anéantir nos libertés?... Oui, j'ai conspiré contre Bonaparte, oui, j'ai essayé d'abattre sa puissance, non à coups de poignard, mais en l'attaquant entouré de cent mille baïonnettes, aux yeux d'un million d'hommes, invoquant la patrie et les cœurs généreux, que je ne croyais pas encore tout-à-fait corrompus. Je ne m'étais point fait illusion sur les dangers de mon dévouement ni l'étendue du sacrifice qu'il m'imposait. J'abandonnais toutes mes espérances, une réputation déjà distinguée, une fortune honorable et assurée, des parens tendrement chéris et si dignes de l'être!!. et dont, fils unique, j'étais l'orgueil et l'espoir.

M. Larrey prétend que j'ai été ingrat envers le *Grand Napoléon* qui me sauva la vie.... Il est certain que je ne sais jamais beaucoup de gré aux tyrans du bien que commande leur politique, mais il y a au moins de l'*exagération* dans ces paroles. Les tortures morales et physiques que j'ai subies pendant six années attestent quelle fut envers moi la magnanimité du *grand homme* qui fit M. Larrey baron....Mais dites, docteur, que fit Napoléon votre maître du martyr infortuné des fossés de Vincennes?... et du jeune et généreux enfant de Schœnbrunn, qui avait oublié un instant sa vieille mère et sa bien-aimée pour son pays, qu'on laissa souffrir la faim et la soif pendant trois jours, et qui, fixant un dédaigneux regard sur les bourreaux qui lui tâtaient le pouls, et lui offraient quelques alimens pour soutenir sa vie jusqu'au lieu du supplice, leur répondit avec l'accent d'un héroïque résignation : *J'ai encore assez de force pour mourir.*

Si j'interroge mes souvenirs sur mes relations directes

ou indirectes avec M. le baron Larrey pour m'expliquer
la cause de la haine aussi injuste qu'implacable qu'il m'a
vouée, je ne puis l'attribuer qu'aux circonstances tout-à-
fait fortuites que je vais rappeler. 1° Je fus choisi pour
opérer le malade dont j'ai parlé dans ma lettre à ce docteur. Ce malade portait au dos un lipome volumineux qui
s'étendait sous l'aisselle, et que M. Larrey avait long-
temps traité pour un dépôt par congestion, au moyen
d'un sirop que *Cadet seul savait bien préparer*. . . . .
Il assistait à l'opération, et au moment même où j'allais
donner le premier coup de bistouri, je fus obligé de poser
l'instrument pour résister encore à l'entêtement de ce
chirurgien qui finit enfin par me servir d'aide avec beaucoup de complaisance, mais non sans embarras lorsqu'il
vit combien mon pronostic avait été exact. La preuve au
reste du soin que je mis à relever M. Larrey de sa méprise
dans l'esprit de cette famille, dont M. le général Margaron était tout en faveur auprès de Madame la duchesse
d'Angoulême, c'est que mon malade, à qui j'écrivis après
la bataille de Waterloo, qu'on m'avait assuré que M. Larrey était blessé et très souffrant, à Gand, fut le chercher
dans sa voiture pour le ramener chez lui à Bruxelles.

2°. M. Coupin de la Couperie, et M. Pannetier, amis
de Girodet, m'ayant appris que M. Larrey venait de
s'apercevoir qu'un dépôt urineux s'était manifesté sur ce
peintre à-la-fois si gracieux et sublime, dont j'avais reçu
des accueils flatteurs, je pris la liberté de faire dire à ce
chirurgien, par l'un ou l'autre de ces Messieurs, de
ne pas perdre une minute pour faire l'ouverture du dépôt, disant que si l'on attendait au lendemain pour cette
opération, comme on m'assurait que M. Larrey en avait
l'intention, il perdrait immanquablement son malade,
ce qui est arrivé en effet.

M. Larrey , que des rapports de profession me mi-
rent à même de voir assez souvent au premier retour des
Bourbons, me disait quelquefois que je devais m'attendre
à de grandes faveurs de la part de la famille de Louis
XVI..... Heureusement que par pressentiment, ins-
tinct, ou insouciance , j'y comptai peu ; et, en effet, je
fus reconnu *trop libéral*, ou j'eus peut-être l'honneur
d'être jugé trop honnête pour être à craindre ; aussi puis-je
affirmer ici que, malgré des soins assez nombreux, donnés
pendant quatorze ans, et pour un petit présent que je fis à
M^me. la duchesse de Berri, présent dont elle fut très satisfai-
te, je ne reçus *jamais* ni un remercîment, ni le plus léger sa-
laire. Au reste, je suis bien convaincu que si cette généreuse
princesse vient à apprendre un jour cette particularité, elle
saura peu de gré aux personnes chargées alors d'exprimer
sa reconnaissance, et qui abusant de sa confiance, com-
promettaient sa dignité (1).

Je me souviens encore que quelques jours après
le retour de Bonaparte de l'Ile-d'Elbe , et dans un
moment où le *héros, dresseur d'esclaves tyrans*, dont
plusieurs exploitent encore le peuple, se montrait à une
des croisées des Tuileries, vers le jardin, où une assez
grande foule se pressait , *le plus brave homme de l'armée
de Bonaparte*, vint me prendre sous le bras, et me dit .
« Je vous annonce, *mon cher Faure*, que l'Empereur
vient de me nommer chirurgien en chef de l'armée. — A

---

(1) Je vais bientôt faire imprimer un mémoire que j'eus l'honneur
de remettre moi-même à M. de Belleyme, pendant qu'il était préfet
de police. On saura ce que je fis dans le temps pour empêcher l'as-
sassinat du Duc de Berri. Je joindrai à ce Mémoire la relation de mon
voyage à la citadelle de Blaye pendant que M^me. la Duchesse de Berri
y était prisonnière.

votre place, M. Larrey, lui répondis-je, je n'accepterais
pas ; car vous m'avez assuré être sincèrement attaché aux
Bourbons, et reconnaissant de toute l'estime et la faveur
dont ils vous ont comblé : d'ailleurs, l'Empereur, sait
que vous avez une femme et des enfans, et que vous pou-
vez avoir besoin de repos, il ne vous en estimera pas moins.
Et.. vous le verrez, M. Larrey ! cet homme si fatal à la France, et qui a développé tant d'égoïsme, et étouffé les idées
d'une sage liberté dans les cœurs les plus généreux, va faire
tuer encore inutilement beaucoup de monde, et *ne sera pas
trois mois* sans nous avoir ramené l'ennemi. — Je vous
assure, *mon cher*, que je ne voulais pas accepter ; mais
que voulez-vous ? ma femme et ma fille m'y ont forcé. »

Quelque temps après le second retour des Bourbons,
un jour de grande cérémonie, je m'approchai de la porte
vitrée du pavillon Marsan, qui donne sur la cour des
Tuileries, d'où sortaient de *très hauts* et *très puissans
seigneurs*, *autrefois ardens républicains*. Je cher-
chais à saisir rapidement ce qui se passait dans l'âme
de ces caméléons, lorsque je m'aperçus que *le plus brave
homme de l'armée de Bonaparte*, guéri de ce qu'il
avait souffert à Waterloo, et tout chamaré de décorations, qu'il serait à souhaiter, au reste, que tant d'autres eussent aussi bien méritées que lui, était dans le
cercle que formaient, comme moi, d'autres curieux.
M. Larrey recevait, avec délices, et presque avec
grâce, les petits saluts et les fins sourires de nos généraux
et de nos maréchaux, à mesure qu'ils montaient en voiture. Lorsque nos regards se rencontrèrent, je le
considérai avec cet air de bienveillance et d'indulgence qui m'est si naturel en fait d'opinion politique,
et même avec un gracieux sourire, et certes bien
dégagé, je le jure, de toute malice . . . . . . Mais,

ô surprise ! . . . . . je crus voir tout-à-coup la tête de
Jupiter prête à ébranler l'Olympe !.. M. le baron, un peu
courbé sur la hanche, se redressa brusquement, l'œil en
courroux, et rentra dans le vestibule, où il disparut avec ses
décorations de Prusse et de Russie, et, toutes les fois que
je l'ai rencontré depuis, je n'ai pu découvrir sur cette
figure, dite de PATRIARCHE, que haine et colère..... Non,
M. Larrey, le médecin qui se conduit de la sorte envers
un homme qui ne lui fit jamais aucune offense et lui té-
moigna toujours, au contraire, une sincère considération ;
le médecin qui fait des rapports désobligeans sur les travaux de ses confrères, avant d'avoir examiné les faits
avancés par eux (vous savez qu'en cela je ne parle point
pour moi), n'est ni *loyal, ni excellent homme*, comme
vous qualifient ceux qui ne vous connaissent pas bien ; et
vous devez être placé, à cause de cela même et de vos
entêtemens systématiques et dangereux, et de vos talens
fort ordinaires en chirurgie, au-dessous de votre renom-
mée et de la réputation que voulut vous faire Bonaparte
en mourant.


J'ai cru devoir publier ces lettres, et le récit fidèle des
faits qui concernent M. Larrey, avant toute décision du
concours Monthyon. J'ose espérer que les personnes qui
ont quelque dignité dans le caractère m'en estimeront
davantage. Si j'avais différé de faire cette publication,
on n'aurait point manqué de dire, d'après le résultat du
concours, que j'agissais ou par récrimination, ou parce
que j'aurais douté de la loyale impartialité des membres
de la commission. Au reste, je suis bien persuadé que
les collègues de M. Larrey n'auront égard qu'à la science,
à l'importance et au nombre des services rendus ; au

désintéressement qui accompagna ces services, et non aux opinions politiques des candidats. Néanmoins, je désire qu'on sache bien que je me déclare indigne du concours si quelqu'un, admis dans l'intérieur des divers ministères, peut produire une pièce quelconque qui puisse faire soupçonner que j'ai insulté Bonaparte pour faire ma cour aux Bourbons, ou que depuis l'avènement de Louis-Philippe, j'ai par de honteux moyens, sollicité quelque grâce ou faveur. J'ajouterai que si l'on prend des renseignemens exacts au Ministère de l'Intérieur on sera convaincu qu'appuyé des plus puissantes protections pour être employé aux *Quinze-Vingts*, loin de songer à me prévaloir de ma position et de la circonstance de la double démission de MM. Lagneau et Miranbeau, je me suis opposé de toutes mes forces à ce qu'il fût fait aucune démarche en ma faveur. Je ne redoutais rien tant que d'être soupçonné d'avoir agi contre d'aussi estimables confrères pour obtenir leur place, et cependant le résultat heureux de ma correspondance avec le grand aumonier de France, M. le prince de Croy, en faveur de dix-huit malheureuses familles injustement renvoyées de cet hospice, familles pour lesquelles je fis tant de sacrifices, m'offrait encore une autre chance de succès.

Jamais aucune pensée de basse ambition ou de sordide intérêt n'a souillé mon âme. Ma vie entière a été consacrée au bonheur, à l'indépendance de ma patrie, à des travaux utiles à l'humanité. Quelques succès ont récompensé mes efforts et mon dévouement; les obstacles, les injustices mêmes ne m'ont point découragé. Le patriotisme est la réunion des vertus politiques et privées; je ne l'ai jamais compris autrement, et je resterai fidèle à mes convictions.

# LETTRES

## DE MADAME LA COMTESSE DE GENLIS,

1°. *A la Princesse de Poix ;* 2°. *à M. de Corbière, Ministre;*
3°. *à M. Faure.*

M^me. la comtesse de Genlis, ayant entendu parler de
plusieurs opérations, qui ont parfaitement réussi au
moyen de mes nouveaux procédés, ayant elle-même examiné les malades, voulut bien écrire à M^me. la princesse
de Poix, pour l'engager à me consulter. La princesse a-
vait été opérée de la cataracte sans succès par deux habiles docteurs de la capitale, l'un chirurgien, l'autre oculiste. J'avais la conviction, d'après ce qu'on m'avait dit
de l'état de ses yeux, de lui rendre la vue. Mais, soit
résignation, soit manque de confiance, M^me. la princesse
de Poix ne me fit point appeler et mourut aveugle. Je
crois qu'on lira avec plaisir la lettre que M^me. de Genlis
lui écrivit à ce sujet. On trouvera dans cette lettre tout
ce qui distingue éminemment le style de cette femme célèbre dans ses compositions les plus grandes comme dans
ses billets les plus courts, une clarté et une pureté admirables, une élégance et une grâce parfaites.

## *A Madame la Princesse de Poix.*

« J'ai eu le bonheur, madame, de vous rencontrer
souvent dans votre jeunesse; vous l'avez sans doute oublié, ce qui me paraît très simple. Mais qui pourrait perdre un tel souvenir quand vous en êtes l'objet ! Je me
rappelle donc parfaitement cette personne si charmante
par la figure, l'esprit, le naturel ; dont le caractère était

si parfait, la conduite si pure, que toutes les femmes
lui pardonnaient cette réunion si rare de charmes pi-
quans et de qualités solides. J'ai appris avec le plus sensible intérêt ce que vous avez souffert. Votre malheur,
vos souffrances et mes souvenirs m'ont inspiré pour
vous, madame, tous les sentimens d'une véritable amie.
Quel serait mon bonheur si je pouvais contribuer à vous
rendre la vue, et sans vous faire supporter de nouvelles
douleurs! J'en ai tellement le pressentiment et l'espérance, que j'ai le besoin irrésistible de vous en parler.
Il est un oculiste, celui de MADAME, duchesse de Berri
(M. Faure), que vous n'avez point consulté, et qui a
fait en ce genre et fait encore de véritables miracles,
dont j'ai bien vérifié l'authenticité, en prenant les in-
formations auprès des personnes qu'il a miraculeusement
guéries. Ce qui surtout m'a frappée, c'est que M. Faure,
par la seule inspection des malades, a des moyens cer-
tains de reconnaître si l'opération doit réussir ou non;
que, de plus, il répond, dans tous les cas, qu'elle ne
sera nullement douloureuse, et il annonce que, s'il ne
remplit pas ces conditions, il ne recevra aucune espèce
d'honoraires. D'ailleurs, je le connais depuis long-temps,
et je puis répondre, non seulement de sa probité, mais
de son extrême délicatesse. Il désire passionnément
vous examiner, madame; et peut-on croire qu'en entre-
prenant sans sûreté une telle opération, il voulût s'exposer à perdre sa réputation, sa place, et à donner à ses
nombreux envieux un si grand sujet de triomphe!

» Voyez-le donc, madame, je vous en conjure; écou-
tez-le, vous serez charmée de son entretien, car il a autant d'esprit que d'habilité et de parfaite honnêteté. S'il
vous guérit, je ne sais pas ce que la joie me fera faire;

je donnerai une fête, je composerai une nouvelle en l'honneur de M. Faure, et je ferai en outre mille folies.

» J'ai l'honneur d'être, madame, avec les sentimens anciens et nouveaux que je vous ai voués pour ma vie,

« Votre très-humble et très-obéissante

« servante,

« D. , Comtesse de GENLIS. »

Paris, juillet 1827.

———————

*A M.* DE CORBIÈRE, *Ministre de l'intérieur.*

Paris, le 22 novembre 1827.

« Monsieur le Comte,

» J'ai trop bien senti jadis la douleur qui vous accable pour ne pas prendre à jamais un véritable intérêt à toute situation semblable (1). Que Votre Excellence me permette donc de saisir un prétexte qui m'est cher de toutes manières pour lui exprimer la sensibilité que m'inspire la perte qu'elle vient de faire. Il me semble que j'ai quelques droits sur tous les cœurs souffrans de cette douleur; et ce n'est pas vous, monsieur le comte, qui dans ce moment pourriez avoir le courage de m'ôter cette illusion, si c'en est une.

» Permettez-moi donc, monsieur le comte, de vous solliciter avec instance pour la chose la plus simple et la plus juste, et dont vous trouverez le détail dans la note ci-jointe. Il est impossible que vous puissiez jamais vous intéresser à une personne plus digne de toute votre protection, par ses talens, sa conduite et son incomparable habileté dans son art. Il est véritablement inconcevable

———————

(1) M. de Corbière venait de perdre son fils.

que M. Faure, oculiste de S. A. R., MADAME, duchesse de Berri, ayant rendu de si éminens services et si prouvés il y a seize ans, aux départemens de la Haute-Vienne et de la Dordogne ; venant de faire des découvertes admirables, constatées par l'Institut ; étant d'ailleurs grand chirurgien et grand médecin, comme j'en ai des preuves irrécurables ; ayant toujours eu à tous égards la conduite la plus pure ; il est inconvénable qu'un tel homme n'ait pas la croix de la Légion-d'Honneur, et c'est ce que je sollicite de Votre Excellence. Si elle daignait lui accorder un moment d'entretien, il lui prouverait tout ce que j'avance ici. Enfin, monsieur le comte, c'est véritablement pour un ami que je vous demande cette grâce, et j'ose me flatter que vous ne me la refuserez point.

» J'ai l'honneur d'être, monsieur le Comte, etc.,

» Comtesse DE GENLIS. »

---

*Apostilles des députations de la Dordogne, de la Haute-Vienne et de la Corrèze.*

« Les députés de la Dordogne, soussignés, attestent que le pétitionnaire, leur compatriote, déploya autant de zèle que de talent pour combattre une fièvre contagieuse, qui, en 1809, exerçait un grand ravage à Limoges parmi les prisonniers espagnols et les habitans de cette ville ; qu'il obtint de grands succès des moyens curatifs qu'il employa. Les autorités locales lui ayant offert des honoraires, il les refusa. Cette noble conduite leur suggéra l'idée de lui offrir une récompense plus digne de son désintéressement, en sollicitant pour lui la croix de la Légion-d'Honneur, qui en effet lui fut promise; mais les événemens du 20 mars empêchèrent l'exécution de cette promesse, etc.

» CHILHAUD DE LA RIGAUDIE, MEYNARD, DEVERNEILH, MAINE DE BIRAN, LANGLADE, J.-B. GÉNIS. »

« La députation de la Haute-Vienne réunit ses sollicitations à celles de ses collègues, etc.

» GUINEAU, DUMAS, SOUBREDEAU. »

N. B. Je ne vis point l'apostille des Députés de la Corrèze.
Je ne voulus pas payer cette croix.

*A M.* Faure, *Médecin-Oculiste de S. A. R.*
*Madame, duchesse de Berri, à Paris.*

Paris, ce 8 février 1830.

« Oui, mon cher docteur, il y a plus de trente-huit ans que cet ouvrage est fait; c'est-à-dire que vers ce temps j'en avais terminé les morceaux les plus intéressans à la campagne du chevalier Hoare, qui possédait dans son jardin la tour d'Alfred-le-Grand, sur le haut de laquelle, ce héros, son étendard victorieux à la main, avait proclamé les libertés de l'Angleterre et l'entière expulsion des Danois: cet étendard a été précieusement conservé; je l'ai vu et touché plusieurs fois; il était impossible d'en distinguer la couleur. La tour, lorsqu'Alfred y parut, était entourée de son armée et d'un peuple immense, et placée dans *une grande bruyère;* le chevalier Hoare l'avait nouvellement achetée trente-deux mille francs de la commune, pour l'enfermer dans son jardin. Pendant deux mois que j'ai passés chez lui, je n'ai jamais laissé écouler une matinée sans aller réfléchir sur la plate-forme de cette tour, à ce qu'avait dû éprouver le grand roi qui a donné à ce monument une si grande célébrité. Là, je m'identifiais pour ainsi dire avec lui, je me pénétrais de tout ce qu'il avait dû ressentir, et je tâchai de le peindre. C'est ainsi que j'ai fait à-peu-près tous les morceaux de cet ouvrage où je n'ai mis de mon invention que les amours et les détails relatifs à la mort d'Alfred. Quand je partis de l'Angleterre, il ne me restait qu'à lier ensemble tous ces passages, chose qui ne peut se faire que dans un roman historique. Dans tous les autres, qui sont d'imagination, on est absolument obligé de faire de suite le plan tout entier et parfaitement complet, sans quoi toutes les préparations sont manquées.

» Maradan (mon libraire), qui avait sur mon esprit tout le crédit que peut donner l'amitié, m'empêcha toujours, lorsque je revins en France, de publier Alfred, en me disant qu'il fallait auparavant épuiser tous les sujets français, tant il craignait que la lecture d'un ouvrage que j'avais fait d'inspiration et d'enthousiasme, ne diminuât l'intérêt qu'il désirait voir accorder successivement à mes autres compositions. Hélas! Maradan mourut. . . . J'avais déjà presque oublié Alfred, vous me le rappelâtes dans la rue Sainte-Croix, et ma reconnaissance vous le donna. . . . J'eus la *constance* de vous donner encore ma Nouvelle intitulée : l'*Inconstant par fidélité*. Faites-la donc imprimer.        D. Comtesse de GENLIS. »

---

*Extrait du discours prononcé par* ALFRED-LE-GRAND, *après avoir pacifié l'Angleterre et chassé les Danois.*

« Mes amis et mes compagnons d'armes!

» Il est donc enfin arrivé ce jour mémorable où je puis, au milieu
» de vous et dans le sein de notre patrie, m'applaudir de nos glorieux
» succès, qui surpassent mon attente et sans doute la vôtre. Oui,
» nous devons nous féliciter de nos victoires, elles sont légitimes,
« nous avons repoussé une injuste agression, nous avons sauvé notre
» pays! . . . Point de gloire sans équité; malheur aux conquérans,
» le ciel ne permet leurs triomphes que pour punir et pour humilier
» des nations coupables. Mais en vous délivrant des excès et des hor-
» reurs de la guerre, qu'aurais-je fait pour vous, si je ne me livrais
» pas tout entier au soin d'établir parmi nous des lois qui, d'accord
» avec l'évangile, assurent nos propriétés, nos droits respectifs, et
» par conséquent notre liberté. Je dois m'ôter la possibilité de deve-
» nir un tyran! Et sans héroïsme, avec de la droiture et de la
» foi, rien n'est plus facile, quand on s'attache à ne rien établir de
» contraire à la religion. Je veux que ni moi, ni mes successeurs, ne
» puissions vous opprimer, etc. Ainsi la gloire durable même ici bas
» n'est donnée que par la justice, la fidélité, le courage héroïque et
» secourable, enfin par le digne emploi de la science et des talens, etc.
» La gloire acquise par des dévastations, des usurpations et des mas-
» sacres, est comme la tempête redoutable dont le bruit s'étend au
» loin, mais qui ne laisse que des traces effrayantes, etc... et l'effroi
» ne peut se dissiper sans livrer au mépris l'objet même d'une louange
» extravagante et barbare, etc., etc. . . . . . . . . »

---

IMP. DE PIHAN DELAFOREST (MORINVAL), RUE DES BONS-ENFANS, N° 34.

www.ingramcontent.com/pod-product-compliance
Lightning Source LLC
Chambersburg PA
CBHW071233200326
41521CB00009B/1450